INSON ORGANIZMIDAGI GORMONLAR: TUZILISHI, VAZIFALARI VA TARTIBGA SOLINISHI

(O'quv qo'llanma)

Kuliev Ozodjon Abdurahmonovich
Barnoxonim Yuldasheva

Inson Organizmidagi Gormonlar: Tuzilishi, Vazifalari Va Tartibga Solinishi
by: Kuliev Ozodjon Abdurahmonovich
Barnoxonim Yuldasheva
Edition: November '2025
Publisher:
Taemeer Publications LLC (Michigan, USA / Hyderabad, India)

ISBN 978-93-6908-336-7

© Kuliev Ozodjon Abdurahmonovich

Book	:	**Inson Organizmidagi Gormonlar: Tuzilishi, Vazifalari Va Tartibga Solinishi**
Author	:	**Kuliev Ozodjon Abdurahmonovich** **Barnoxonim Yuldasheva**
Publisher	:	Taemeer Publications
Year	:	'2025
Pages	:	154
Title Design	:	*Taemeer Web Design*

KIRISH

Inson organizmi murakkab biologik tizim bo‘lib, uning to‘g‘ri faoliyat yuritishi uchun ko‘plab mexanizmlar birgalikda ishlaydi. Shu mexanizmlardan eng muhimlaridan biri bu endokrin tizim va gormonlar hisoblanadi. Gormonlar haqida gap ketganda, avvalo, ular tirik organizmda axborot yetkazuvchi, ya’ni signal beruvchi kimyoviy moddalar ekanini ta’kidlash zarur. Gormonlar hujayralardan ajralib chiqib, qonga tushadi va organizmning turli qismlarida joylashgan nishon hujayralarga yetib boradi. Natijada ular turli fiziologik jarayonlarni faollashtiradi yoki tormozlaydi, modda almashinuvini tartibga soladi, o‘sish, rivojlanish, ko‘payish, psixologik barqarorlik, kayfiyat va hatto insonning xulq-atvorini boshqarishda bevosita ishtirok etadi. Shu jihatdan qaraganda, gormonlar inson hayotining deyarli barcha jabhalarida faol ishtirok etuvchi tabiiy regulyatorlar hisoblanadi.

Endokrin tizim markaziy va periferik qismlardan tashkil topgan. Markaziy qismlarga gipotalamus va gipofiz kiradi. Ular butun gormonal tizimning boshqaruv markazi bo‘lib, boshqa bezlar faoliyatini tartibga soladi. Periferik endokrin bezlar qatoriga qalqonsimon bez, qalqonsimonoldi bezlari, buyrak usti bezlari, oshqozon osti bezi, jinsiy bezlar (tuxumdon va moyaklar) kiradi. Ushbu bezlarning barchasi o‘ziga xos gormonlarni ishlab chiqaradi va ular turli fiziologik jarayonlarga javobgar bo‘ladi. Masalan, qalqonsimon bez tiroksin va triyodtironin gormonlarini ishlab chiqarib, organizmdagi metabolizm tezligini tartibga soladi. Oshqozon osti bezidan insulin va glyukagon ajralib chiqadi, ular qondagi glyukoza miqdorini nazorat qiladi. Buyrak usti bezlari esa kortizol, adrenalin va aldosteron kabi gormonlarni ishlab chiqarib, stressga moslashish va suv-tuz muvozanatini boshqaradi.

Gormonlarning asosiy xususiyati shundaki, ular juda kichik miqdorda ham katta fiziologik ta’sir ko‘rsatadi. Masalan, insulin tanada hujayralarga glyukozani qabul qilishni ta’minlab beradi. Agar insulin yetarli bo‘lmasa, qondagi glyukoza ko‘tarilib ketadi va natijada qandli diabet kasalligi yuzaga keladi. Yoki kortizol gormoni haddan ortiq ko‘p ishlab chiqarilsa, odamda kuchli stress alomatlari, uyqusizlik, immunitet pasayishi kabi muammolar yuzaga keladi. Demak, gormonlarning miqdori ham, sifat jihatdan muvozanati ham organizm hayotiy faoliyati uchun juda muhimdir.

Gormonlar kimyoviy tuzilishiga ko‘ra uchta asosiy guruhga bo‘linadi: peptid va oqsilli gormonlar, steroid gormonlar hamda aminokislotalar hosilalaridan tashkil topgan gormonlar. Peptid gormonlariga insulin, glukagon, oksitotsin kiradi. Steroid gormonlar esa xolesterindan hosil bo‘ladi, ularga testosteron, estrogen, kortizol kiradi. Aminokislotalar hosilalariga esa qalqonsimon bez gormonlari va adrenalin misol bo‘la oladi. Har bir guruhning o‘ziga xos vazifalari bo‘lib, ular organizmning turli funksiyalarini boshqarishda muhim ahamiyat kasb etadi. Shuningdek, gormonlar organizmning turli yosh bosqichlarida ham turlicha ahamiyat kasb etadi. Masalan, bolalik davrida o‘sish gormoni yetarli ishlab chiqarilmasa, bolaning bo‘yi o‘sishi sustlashadi, agar ortiqcha ishlab chiqarilsa, gigantizm kuzatiladi. O‘smirlik davrida jinsiy gormonlarning ko‘payishi tufayli jinsiy yetilish jarayoni sodir bo‘ladi. Keksalikda esa ko‘pchilik gormonlar miqdori kamayib boradi, natijada moddalar almashinuvi sekinlashadi, mushak massasi kamayadi va umumiy hayotiy faoliyat susayadi.

Gormonlar nafaqat jismoniy jarayonlarga, balki insonning ruhiy holatiga ham bevosita ta'sir qiladi. Masalan, serotonin va dopamin kayfiyatni tartibga soladi. Agar serotonin miqdori pasayib ketsa, odam depressiv holatga tushishi mumkin. Oksitotsin gormoni esa ishonch va ijobiy hislarni oshiradi, insonlar o'rtasidagi iliq munosabatlarni shakllantiradi. Shu bois psixologlar ham, shifokorlar ham gormonal muvozanatni saqlashga katta e'tibor qaratadilar.

Bugungi kunda ilm-fan rivojlanishi tufayli gormonlarning ko'plab turlari o'rganilgan, lekin hali ham to'liq o'rganilmagan sirli jihatlari mavjud. Masalan, ba'zi gormonlar uyqu jarayoniga qanday ta'sir qilishi yoki inson xulq-atvorida qanday o'rin tutishi hali to'liq aniqlanmagan. Shuningdek, endokrin kasalliklar zamonaviy tibbiyot oldidagi eng dolzarb muammolardan biri hisoblanadi. Gormonlar ishlab chiqarilishi yoki ularning retseptorlari ishlashidagi nuqsonlar ko'plab kasalliklarga sabab bo'ladi. Diabet, qalqonsimon bez kasalliklari, buyrak usti bezlari sindromlari, bepushtlik va semirish kabi kasalliklarning ildizida ham gormonal buzilishlar yotadi.

Shu sababli, gormonlar haqida chuqur bilimga ega bo'lish nafaqat shifokorlar va olimlar, balki oddiy insonlar uchun ham muhimdir. Chunki sog'lom turmush tarzini olib borishda gormonlarning qanday ishlashini tushunish, stressni boshqarish, uyqu rejimini to'g'ri yo'lga qo'yish, to'g'ri ovqatlanish va jismoniy faollikni oshirishda katta yordam beradi. Masalan, muntazam sport bilan shug'ullanish natijasida endorfin gormoni ko'payadi va odam o'zini baxtliroq his qiladi. Yoki sog'lom ovqatlanish orqali insulin va leptin kabi gormonlarning muvozanati saqlanib, ortiqcha vazn oldini olish mumkin.

Gormonlar organizmning barcha hayotiy jarayonlarini nazorat qiluvchi murakkab tizimdir. Ularning tuzilishi, vazifalari va tartibga solinishini o'rganish orqali inson sog'lig'ini saqlash, kasalliklarni davolash va oldini olish imkoniyati kengayadi. Shu bois, gormonlar haqidagi bilimlarni chuqur o'rganish nafaqat tibbiyot sohasida, balki kundalik hayotda ham katta ahamiyat kasb etadi.

Inson organizmidagi gormonlar haqida so‘z ketganda, ularning murakkab va bir-biri bilan chambarchas bog‘liq bo‘lgan faoliyatini chuqur tushunish zarur. Chunki gormonlar tanada mustaqil emas, balki yagona tizim sifatida ishlaydi. Har bir gormon boshqa gormonlarning sekretsiyasiga yoki ta’sir kuchiga bilvosita yoki bevosita ta’sir qiladi. Masalan, gipotalamus tomonidan chiqariladigan gormonlar gipofiz faoliyatini boshqaradi, gipofiz esa o‘z navbatida qalqonsimon bez, buyrak usti bezlari yoki jinsiy bezlarning faoliyatini tartibga soladi. Bu jarayon ierarxik tizimga o‘xshaydi: yuqori darajadagi markazlar pastki darajadagi bezlarni boshqaradi, ular esa butun organizmning turli funksiyalariga ta’sir ko‘rsatadi. Shu bois gormonlarni o‘rganishda ularni alohida emas, balki yagona tizim sifatida tasavvur qilish to‘g‘ri bo‘ladi.

Gormonlarning tartibga solinishi asosan ikkita mexanizm orqali amalga oshadi: bu neyroendokrin mexanizmlar va qayta aloqa mexanizmlaridir. Neyroendokrin mexanizmlar deganda, nerv tizimi va endokrin tizimning uzviy hamkorligi nazarda tutiladi. Masalan, inson qo‘rqib ketganda yoki xavf his qilganda, nerv tizimi darhol buyrak usti bezlariga signal yuboradi va ular adrenalin ajratadi. Natijada yurak urishi tezlashadi, qon bosimi ko‘tariladi, mushaklarga ko‘proq qon boradi, organizm tezkor javob berishga tayyorlanadi. Qayta aloqa mexanizmi esa gormonlar miqdorini muvozanatda ushlab turadi. Masalan, qalqonsimon bez gormonlari ko‘payib ketsa, gipofiz TSH gormonini kamroq ishlab chiqaradi va buning natijasida qalqonsimon bez faoliyati sekinlashadi. Bu jarayon “salbiy qayta aloqa” deb ataladi. Aksincha, organizmda biror gormon yetishmasa, gipofiz uni ko‘proq ishlab chiqarishga signal beradi.

Endokrin tizimning yana bir o‘ziga xos xususiyati shundaki, u tashqi omillarga ham juda sezgir. Masalan, yomon ovqatlanish, stress, uyqusizlik yoki jismoniy harakatsizlik gormonlar muvozanatini buzishi mumkin. So‘nggi yillarda olib borilgan ilmiy tadqiqotlar shuni ko‘rsatmoqdaki, zamonaviy odamlarning ko‘pchiligi doimiy stress holatida yashaydi va bu holat kortizol miqdorining surunkali yuqoriligi bilan bog‘liq. Natijada immunitet zaiflashadi, yurak-qon tomir kasalliklari xavfi ortadi va hatto ruhiy tushkunlikka olib kelishi mumkin. Demak, sog'lom turmush tarzini olib borish gormonlar muvozanatini tiklashda eng muhim omillardan biri hisoblanadi.

Gormonlarning psixologik jarayonlarga ta'siri ham alohida e'tiborga loyiqdir. Masalan, serotonin va dopamin miya faoliyatida mukofotlash tizimini boshqaradi. Agar odam yaxshi natijaga erishsa yoki yoqimli faoliyat bilan shug'ullansa, miya dopamin ajratadi va odam quvonch hissini his qiladi. Serotonin esa kayfiyat va barqarorlik uchun mas'ul bo'ladi. Shuningdek, oksitotsin gormoni odamlar o'rtasidagi ishonchni, mehr va samimiylikni kuchaytiradi, shu sababli u "mehr gormoni" deb ataladi. Gormonlarning bu kabi psixologik ta'siri inson ijtimoiy munosabatlarida ham muhim ahamiyat kasb etadi.

Jinsiy gormonlar haqida alohida to'xtalib o'tish lozim. Erkaklarda testosteron, ayollarda esa estrogen va progesteron asosiy jinsiy gormonlar hisoblanadi. Ular nafaqat reproduktiv jarayonlarda, balki umumiy ruhiy va jismoniy holatda ham muhim rol o'ynaydi. Testosteron mushak massasining ko'payishi, energiya darajasi va agressivlik bilan bog'liq bo'lsa, estrogen ayollarda hayz siklini boshqaradi, suyak zichligini saqlashda yordam beradi va teri hamda soch salomatligiga ta'sir qiladi. Agar bu gormonlarning muvozanati buzilsa, reproduktiv muammolar, kayfiyat o'zgarishlari, suyaklarning mo'rtlashishi va boshqa ko'plab muammolar paydo bo'lishi mumkin.

Shuningdek, oshqozon osti bezidan chiqariladigan insulin va glyukagon gormonlari ham organizm hayoti uchun beqiyos ahamiyatga ega. Insulin glyukozani hujayralarga kiritadi, glyukagon esa uning qondagi miqdorini ko'taradi. Ularning muvozanati buzilganda diabet kasalligi yuzaga keladi. Bugungi kunda diabet butun dunyoda eng ko'p tarqalgan kasalliklardan biri bo'lib, millionlab insonlarning hayot sifatini yomonlashtirmoqda. Shu sababli insulin ishlab chiqarilishi va ta'sirini to'liq o'rganish tibbiyotning eng dolzarb yo'nalishlaridan biri hisoblanadi.

Gormonlarning yana bir qiziqarli jihati ularning sutkalik ritmlari bilan bog'liqligidir. Masalan, kortizol ertalab ko'proq ishlab chiqariladi, chunki u odamni uyg'otishga yordam beradi, energiya beradi va kunni faol boshlash uchun zarurdir. Melatonin esa tunda ishlab chiqariladi va uyquni tartibga soladi. Agar insonning uyqu rejimi buzilsa, bu gormonlarning ishlab chiqarilishi ham izdan chiqadi va natijada inson doimiy charchoq, asabiylik va kayfiyat buzilishiga duch keladi. Demak, uyqu va dam olish rejimini to‘g‘ri tashkil qilish gormonlar muvozanatini saqlashda muhim ahamiyatga ega.

Hozirgi kunda endokrinologiya sohasida ko‘plab innovatsion yutuqlar amalga oshirilmoqda. Masalan, sun’iy insulin ishlab chiqarish diabet kasalligining oldini olishda inqilobiy ahamiyatga ega bo‘ldi. Bundan tashqari, gormonlarni laboratoriyada aniqlash usullari ham takomillashdi, bu esa turli endokrin kasalliklarni erta tashxislash imkonini bermoqda. Genetik muhandislik yordamida ayrim gormonlarning sintezi, yangi dori vositalari ishlab chiqilishi ham insoniyat salomatligi uchun katta ahamiyat kasb etadi.

Shu bilan birga, gormonlarga doir ilmiy izlanishlar inson hayot sifatini oshirishga ham xizmat qilmoqda. Masalan, ayrim antidepressant dori vositalari serotonin tizimiga ta’sir qiladi, ayrim dori vositalari esa estrogen yoki testosteron yetishmovchiligini bartaraf etishga yordam beradi. Hatto ba'zi kosmetik vositalar ham gormonlarga bevosita yoki bilvosita ta'sir ko'rsatishi mumkin. Demak, gormonlar nafaqat tibbiyot, balki kundalik hayotning ham ajralmas qismi hisoblanadi.

Inson organizmidagi gormonlar murakkab va ko'p qirrali tizimni tashkil etadi. Ularning tuzilishi, vazifalari va tartibga solinishini o'rganish orqali nafaqat kasalliklarni davolash, balki ularning oldini olish imkoniyatlari ham kengayadi. Zamonaviy hayot sharoitida gormonal muvozanatni saqlash uchun sog'lom turmush tarzini olib borish, stressni boshqarish, uyqu rejimiga amal qilish, to'g'ri ovqatlanish va jismoniy faollikni yo'lga qo'yish nihoyatda muhimdir. Inson o'z gormonlari haqida qanchalik ko'p bilimga ega bo'lsa, u shunchalik ongli ravishda sog'lig'ini nazorat qila oladi va hayot sifatini yaxshilashga erishadi.

1-mavzu. Gormonlar haqidagi umumiy tushuncha va endokrin tizimning tuzilishi

Inson organizmi murakkab va mukammal biologik tuzilishga ega bo‘lib, uning barcha jarayonlari muvozanatli tarzda boshqarib turiladi. Bu boshqaruvda asab tizimi bilan bir qatorda endokrin tizim ham asosiy o‘rin tutadi. Endokrin tizimning asosiy vazifasi organizmda gormonlar deb ataluvchi maxsus kimyoviy moddalarni ishlab chiqarish va ularni butun tana bo‘ylab taqsimlashdir. Gormonlar kichik molekulali biologik faol moddalar bo‘lib, juda oz miqdorda ham kuchli ta’sir ko‘rsatadi. Ular qon orqali ma’lum organ va to‘qimalarga yetib boradi va hujayralarning ish faoliyatini o‘zgartiradi. Shu sababdan gormonlarni ko‘pincha “organizmning ichki xabarchilari” deb atashadi.

Endokrin tizim organizmning eng muhim funksiyalaridan bo‘lmish o‘sish, rivojlanish, modda almashinuvi, energiya taqsimlanishi, ko‘payish, stressga moslashish va kayfiyatni tartibga solishda asosiy rol o‘ynaydi. Endokrin tizim asab tizimi bilan chambarchas bog'liq bo'lib, ular birgalikda yagona neyroendokrin boshqaruv mexanizmini hosil qiladi. Masalan, insonning hayajoni yoki qo'rquvi paytida asab tizimi darhol signal yuboradi, natijada buyrak usti bezlari adrenalin ishlab chiqaradi va organizm "jang yoki qochish" holatiga tayyorlanadi.

Gormonlar haqidagi umumiy tushuncha ularning kelib chiqishi va vazifalarini bilishdan boshlanadi. Gormonlar turli kimyoviy sinflarga kiradi. Ularning eng keng tarqalganlari oqsilli-peptidli gormonlar (masalan, insulin, glukagon, oksitotsin), steroid gormonlar (testosteron, estrogen, kortizol) va aminokislotalar hosilalari (adrenalin, tiroksin) hisoblanadi. Bu gormonlarning barchasi organizmda turli vazifalarni bajaradi, lekin ularning umumiy xususiyati shundaki, ular hujayra retseptorlari orqali o'z ta'sirini ko'rsatadi. Har bir gormon faqat o'z retseptoriga mos keladigan hujayraga ta'sir qiladi, bu jarayon "kalit va qulf" tamoyiliga o'xshaydi.

Endokrin tizim tarkibiga kiruvchi organlar va bezlarning tuzilishi ham gormonlar faoliyatini tushunishda muhimdir. Endokrin bezlar ichki sekretsiya bezlari deb ham ataladi, chunki ular o'z mahsulotlarini bevosita qonga ajratadi. Bunga gipofiz, gipotalamus, qalqonsimon bez, qalqonsimonoldi bezlari, buyrak usti bezlari, oshqozon osti bezi, jinsiy bezlar va epifiz kiradi. Gipofiz organizmning "bosh bezlari"dan biri hisoblanadi, chunki u boshqa endokrin bezlarning ishini boshqaradi. Masalan, qalqonsimon bezning faoliyatini tartibga soluvchi TSH gormoni, jinsiy bezlarga ta'sir qiluvchi FSH va LH gormonlari gipofiz tomonidan ajratiladi.

Endokrin tizimning asosiy markazi esa gipotalamusdir. U miya tarkibida joylashgan bo'lib, nerv signallarini endokrin javobga aylantiradi. Gipotalamusdan ajraladigan gormonlar gipofiz faoliyatini tartibga soladi, natijada butun endokrin tizimning muvozanati saqlanadi. Masalan, stress vaziyatida gipotalamusdan kortikotropin ajratuvchi gormon ajraladi, u gipofizni faollashtiradi va gipofizdan ACTH gormoni chiqariladi. Bu gormon esa o'z navbatida buyrak usti bezlarini kortizol ishlab chiqarishga undaydi. Shu tarzda, endokrin tizim tashqi omillarga javob qaytaradi va organizmni moslashtiradi.

Endokrin tizimning yana bir muhim organi qalqonsimon bezdir. U bo'yinda joylashgan bo'lib, tiroksin va triyodtironin gormonlarini ishlab chiqaradi. Bu gormonlar tananing umumiy metabolizm tezligini, energiya sarfini va issiqlik ishlab chiqarilishini boshqaradi. Qalqonsimon bezning faoliyati buzilsa, odamda turli kasalliklar yuzaga keladi. Masalan, gormonlar yetishmasa, modda almashinuvi sekinlashadi, charchoq, sovuqsevarlik paydo bo'ladi; agar ortiqcha ishlab chiqarilsa, yurak urishi tezlashadi, vazn kamayadi, asabiylik kuchayadi.

Buyrak usti bezlari ham endokrin tizimning muhim qismi bo'lib, ular stress gormonlari – adrenalin, noradrenalin va kortizolni ishlab chiqaradi. Bundan tashqari, ular aldosteron gormonini ham ajratadi, u organizmdagi suv-tuz muvozanatini saqlaydi. Shu sababli buyrak usti bezlari nafaqat stressga moslashuv, balki qon bosimini me'yorda saqlashda ham muhim rol o'ynaydi.

Oshqozon osti bezi esa ikki xil vazifani bajaradi: u ham ekzokrin bez sifatida ovqat hazm qilish fermentlarini ishlab chiqaradi, ham endokrin bez sifatida insulin va glyukagon gormonlarini ajratadi. Bu gormonlar qondagi glyukoza miqdorini boshqaradi. Insulin glyukozani hujayralarga kiritadi, glyukagon esa jigar hujayralaridan glyukozani qonga chiqaradi. Ularning muvozanati buzilganda, qandli diabet kabi xavfli kasallik yuzaga keladi.

Jinsiy bezlar – tuxumdon va moyaklar – ham endokrin tizimning bir qismi hisoblanadi. Tuxumdonlar estrogen va progesteron ishlab chiqaradi, ular ayollarda hayz siklini, homiladorlikni va jinsiy xususiyatlarni boshqaradi. Moyaklar esa testosteron ishlab chiqarib, erkaklarda jinsiy rivojlanish, mushak massasi va kuchni ta'minlaydi. Shuningdek, epifiz bezidan melatonin ajralib chiqadi, u uyqu va uyg'oqlik siklini tartibga soladi.

Umuman olganda, gormonlar organizmda turli jarayonlarni muvofiqlashtiradi, ular bo'lmasa yoki noto'g'ri ishlasa, hayotiy muvozanat buziladi. Shu bois endokrin tizimning tuzilishini va gormonlarning umumiy xususiyatlarini chuqur bilish sog'liqni saqlashda, kasalliklarni erta aniqlash va oldini olishda katta ahamiyatga ega.

Inson organizmidagi gormonlar va endokrin tizimning tuzilishini chuqurroq tahlil qilar ekanmiz, ular nafaqat ichki muvozanatni saqlash, balki tashqi omillarga moslashish uchun ham zarurligini ko'ramiz. Tashqi muhitdagi eng oddiy o'zgarishlardan tortib, murakkab ijtimoiy vaziyatlargacha bo'lgan barcha holatlarda endokrin tizim tezkor va aniq javob berishga qodir. Bu jarayon insonning yashashi va hayot sifatini ta'minlash uchun muhimdir. Aslida, endokrin tizimni organizmning "ko'rinmas boshqaruv markazi" deb atash mumkin, chunki uning ta'siri doimiy va keng qamrovli.

Gormonlarning umumiy xususiyatlaridan biri ularning o'ta sezgirlik bilan ishlab chiqarilishidir. Masalan, gipofizdan atigi milligrammning yuzdan bir ulushi miqdorida chiqariladigan gormon butun organizmda kuchli o'zgarishlarga sabab bo'lishi mumkin. Bu shuni anglatadiki, gormonlarning ta'sir kuchi ularning miqdoriga emas, balki qaysi joyga va qanday mexanizm orqali ta'sir qilishiga bog'liqdir. Shu bois, gormonlar retseptorlarga ega bo'lgan hujayralargagina ta'sir qiladi. Har bir hujayra faqat o'ziga mos gormonni qabul qiladi, bu esa organizmda aniq va muvofiqlashgan boshqaruvni ta'minlaydi.

Endokrin tizimning tuzilishini batafsilroq ko'rib chiqsak, u markaziy va periferik qismlarga bo'linadi. Markaziy qism – gipotalamus va gipofizdir. Gipotalamus miya markazida joylashgan bo'lib, asab signallarini endokrin javobga aylantiradi. U kichkina hajmda bo'lishiga qaramay, butun organizmni boshqaruvchi markazlardan biridir. Gipofiz esa gipotalamus ostida joylashgan bo'lib, "asosiy boshqaruvchi bez" sifatida tanilgan. Uning oldingi qismi o'sish gormoni, qalqonsimon bezni boshqaruvchi TSH, jinsiy bezlarni faollashtiruvchi FSH va LH, buyrak usti bezlarini boshqaruvchi ACTH kabi ko'plab gormonlarni ishlab chiqaradi. Gipofizning orqa qismi esa vazopressin va oksitotsin kabi gormonlarni qonga chiqaradi.

Periferik endokrin bezlarga esa qalqonsimon bez, qalqonsimonoldi bezlari, buyrak usti bezlari, oshqozon osti bezi, jinsiy bezlar va epifiz kiradi. Har birining o'ziga xos gormonlari va vazifalari mavjud. Qalqonsimon bez modda almashinuvining umumiy tezligini tartibga soluvchi tiroksin va triyodtironin gormonlarini ishlab chiqaradi. Bu gormonlar yurak urishi tezligidan tortib, energiya sarfiga qadar ko‘plab jarayonlarga ta’sir qiladi. Agar ular yetarli bo‘lmasa, odamda sustkashlik, uyquchanlik, semirish va sovuqsevarlik kuzatiladi. Aksincha, ortiqcha ishlab chiqarilganda yurak urishi tezlashadi, vazn kamayadi, asabiylik kuchayadi.

Qalqonsimonoldi bezlari esa juda kichik bo‘lsa-da, ular ishlab chiqaradigan paratgormon suyak va qonda kalsiy muvozanatini saqlaydi. Agar bu gormon yetishmasa, suyaklar mo‘rtlashadi va mushaklarda qaltirash paydo bo‘ladi. Bu jarayon shuni ko‘rsatadiki, hatto eng kichik endokrin bez ham butun organizm uchun hayotiy ahamiyatga ega.

Buyrak usti bezlari ikki qismdan iborat: po‘stloq qismi va mag‘iz qismi. Po‘stloq qismi kortizol, aldosteron va jinsiy gormonlarning oz qismini ishlab chiqaradi. Kortizol stress gormoni sifatida tananing moslashuvini ta’minlaydi, aldosteron esa suv va tuz muvozanatini boshqaradi. Mag‘iz qismi esa adrenalin va noradrenalin ishlab chiqaradi, ular xavfli vaziyatlarda tanani “tezkor rejim”ga tayyorlaydi.

Masalan, adrenalin ishlab chiqarilganda yurak urishi tezlashadi, ko'z qorachig'i kengayadi, qon mushaklarga ko'proq oqadi va inson xavfga qarshi tayyor bo'ladi.

Oshqozon osti bezi endokrin tizimning eng muhim qismlaridan biri bo'lib, insulin va glyukagon ishlab chiqaradi. Insulin qondagi glyukozani hujayralarga kiritadi, glyukagon esa uning qondagi miqdorini ko'taradi. Bu ikki gormon bir-biriga qarama-qarshi ishlaydi, lekin ular birgalikda qondagi shakar miqdorini muvozanatda ushlab turadi. Agar bu muvozanat buzilsa, qandli diabet paydo bo'ladi. Bugungi kunda diabet dunyo bo'ylab millionlab insonlarning hayot sifatiga ta'sir qilayotgan eng keng tarqalgan endokrin kasallikdir.

Jinsiy bezlar ham endokrin tizimning ajralmas qismidir. Ayollarda tuxumdonlar estrogen va progesteron ishlab chiqarib, hayz siklini, homiladorlikni va ayollarga xos ikkilamchi jinsiy belgilarni boshqaradi. Erkaklarda esa moyaklar testosteron ishlab chiqarib, erkaklarga xos mushak rivojlanishi, ovozning chuqurlashishi, agressivlik va jinsiy xohishni ta'minlaydi. Agar bu gormonlar muvozanati buzilsa, bepushtlik, kayfiyat o'zgarishlari, suyak zichligining kamayishi kabi muammolar yuzaga keladi.

Epifiz bezidan chiqariladigan melatonin esa uyqu va uyg'oqlik siklini tartibga soladi. Bu gormon qorong'ida ko'proq ishlab chiqariladi, shu bois uyqu sifati yorug'lik va qorong'ilikka bevosita bog'liqdir. Hozirgi zamonda sun'iy yorug'likning ko'pligi, kechasi gadjetlardan foydalanish melatonin ishlab chiqarilishini kamaytiradi va uyqu buzilishiga olib keladi.

Endokrin tizimning tuzilishi va gormonlarning umumiy xususiyatlarini tushunish bizga organizmning qanday ishlashini yanada chuqurroq anglash imkonini beradi. Har bir gormon o'z vazifasini bajaradi, ammo ular bir-biri bilan chambarchas bog'langan yagona tizimdir. Masalan, gipotalamus va gipofiz boshqa barcha bezlarni boshqaradi, qalqonsimon bez metabolizmni, oshqozon osti bezi energiya ta'minotini, buyrak usti bezlari stressga moslashishni, jinsiy bezlar ko'payish jarayonini, epifiz esa uyquni tartibga soladi. Agar ulardan biri buzilsa, butun organizm faoliyati izdan chiqishi mumkin.

Shu bois, endokrin tizimning sog'lom ishlashi uchun to'g'ri ovqatlanish, muntazam jismoniy mashqlar, sifatli uyqu, stressni kamaytirish va sog'lom turmush tarzini olib borish juda muhimdir. Hozirgi kunda endokrin kasalliklarning ko'payib borishi insonlarning turmush tarzidagi o'zgarishlar bilan bog'liq. Shakarli ovqatlarning ko'pligi, kamharakatlik, doimiy stress va ekologik omillar gormonlar muvozanatini buzadi. Shu sababli endokrin tizimni asrash bugungi kunda dolzarb masalaga aylangan.

Xulosa qilib aytganda, gormonlar haqidagi umumiy tushuncha va endokrin tizimning tuzilishini bilish inson hayotini chuqurroq anglash imkonini beradi. Bu bilimlar nafaqat tibbiyot sohasi mutaxassislari, balki oddiy odamlar uchun ham foydali. Chunki gormonal muvozanatni saqlash sog'lom hayotning asosi hisoblanadi. Organizmning ichki boshqaruv mexanizmi sifatida endokrin tizimning mukammalligi hayratlanarli darajada bo'lib, u bizga tabiat tomonidan berilgan eng nozik va eng zarur tizimlardan biridir.

2-mavzu. Gormonlarning kimyoviy tuzilishi va klassifikatsiyasi

Gormonlarning kimyoviy tuzilishi va ularni klassifikatsiya qilish masalasi endokrinologiyada asosiy nazariy va amaliy yo‘nalishlardan biri hisoblanadi. Chunki gormonlarning qaysi kimyoviy sinfga mansubligi ularning qanday ishlab chiqarilishi, qonda qanday tashilishi, hujayra retseptorlari bilan qanday o‘zaro ta’sirlashishi va natijada qanday fiziologik jarayonlarni boshqarishini belgilaydi. Agar biror gormonning kimyoviy tabiati o‘rganilmasa, uni davolash yoki diagnostikada to‘g‘ri qo‘llashning imkoni bo‘lmaydi. Shu boisdan ham gormonlarning tuzilishini o‘rganish inson organizmini chuqurroq anglashning kaliti hisoblanadi.

Ilmiy manbalarda gormonlar kimyoviy tuzilishiga ko‘ra odatda uch asosiy sinfga ajratiladi: peptid va oqsilli gormonlar, steroid gormonlar hamda amin hosilalari. Peptid gormonlar oqsillar yoki aminokislotalar zanjiridan iborat bo‘lib, ular ko‘pincha suvda yaxshi eriydi va qonda erkin holda tashiladi. Steroid gormonlar esa xolesterindan hosil bo‘ladi, yog‘da eriydi va qonda tashilishi uchun maxsus tashuvchi oqsillarga muhtoj bo‘ladi. Amin hosilalari esa asosan aminokislotalarning kimyoviy o‘zgarishidan hosil bo‘lib, ular neyroendokrin tizimda muhim o‘rin tutadi.

Peptid va oqsilli gormonlarga misol sifatida insulin, glukagon, paratgormon, gipofizning ko‘pchilik gormonlari (o‘sish gormoni, prolaktin, ACTH, FSH, LH) kiradi. Ularning tuzilishi aminokislotalar ketma-ketligidan tashkil topgan bo‘lib, molekula hajmiga qarab turlicha funksiyaga ega. Masalan, insulin ikki polipeptid zanjirdan tashkil topgan bo‘lib, qondagi glyukoza miqdorini hujayralarga kiritish orqali kamaytiradi. Ushbu gormonning biologik ta’siri juda kuchli: hatto kichik miqdordagi insulin ham qondagi shakarni ancha pasaytiradi. Peptid gormonlarning yana bir xususiyati – ular hujayra membranasidan o‘ta olmaydi. Shuning uchun ular hujayra yuzasidagi retseptorlarga birikib, ikkilamchi xabarchilar (masalan, siklik AMP, kalsiy ionlari) orqali hujayra ichida signallarni faollashtiradi.

Steroid gormonlar esa o'ziga xos tarzda ishlaydi. Ular xolesterindan hosil bo'lib, asosan buyrak usti bezlari va jinsiy bezlarda sintezlanadi. Kortizol, aldosteron, testosteron, estrogen, progesteron steroid gormonlarga kiradi. Ularning molekulyar tuzilishi halqali tuzilishga ega bo'lib, yog'da yaxshi eriydi. Shu sababli ular hujayra membranasidan oson o'tadi va bevosita hujayra yadrosidagi retseptorlarga ta'sir ko'rsatadi. Natijada hujayra DNKsi faollashib, kerakli oqsillar sintezi boshlanadi. Bu gormonlarning ta'siri peptid gormonlarga qaraganda sekinroq boshlanadi, ammo uzoq davom etadi. Masalan, testosteron mushak oqsillari sintezini kuchaytirib, erkaklarga xos ikkilamchi belgilarni shakllantiradi, estrogen esa ayollarda hayz sikli va homiladorlikni tartibga soladi.

Amin hosilalari gormonlari esa tirozin yoki triptofan aminokislotasidan kelib chiqadi. Qalqonsimon bez ishlab chiqaradigan tiroksin va triyodtironin, buyrak usti bezining medulla qismi ishlab chiqaradigan adrenalin va noradrenalin, shuningdek, serotonindan hosil bo'ladigan melatonin bu sinfga kiradi. Adrenalin va noradrenalin suvda eriydi va tez ta'sir ko'rsatadi, ular yurak urishini tezlashtiradi, qon bosimini ko‘taradi, energiya manbalarini safarbar qiladi. Qalqonsimon bez gormonlari esa metabolizm tezligini boshqarib, hujayralarda energiya ishlab chiqarilishini kuchaytiradi. Melatonin esa biologik soatni tartibga solib, uyqu va uyg‘oqlik ritmini muvofiqlashtiradi.

Gormonlarning kimyoviy tuzilishini o‘rganish ularni klassifikatsiyalash bilan chambarchas bog‘liq. Yuqorida aytilganidek, asosiy tasnif uch sinfga bo‘linadi, biroq ayrim manbalarda ularni yanada chuqurroq tasniflash uchraydi. Masalan, peptid gormonlar ichida qisqa peptidlar (ADH, oksitotsin), o‘rta peptidlar (insulin, glukagon), katta oqsillar (o‘sish gormoni, prolaktin) alohida ko‘rib chiqiladi. Steroid gormonlar esa glukokortikoidlar, mineralokortikoidlar va jinsiy steroidlarga bo‘linadi. Amin hosilalari esa katexolaminlar (adrenalin, noradrenalin, dopamin) va qalqonsimon gormonlarga bo‘linadi. Bu tasnif klinik amaliyotda ham qo‘llaniladi, chunki har bir kichik guruh gormonlari o‘ziga xos kasalliklar va davolash usullariga ega.

Yana bir muhim jihat – gormonlarning yarim parchalanish davri. Masalan, adrenalin qonda bir necha daqiqada parchalanib ketadi, shu bois uning ta'siri qisqa, ammo juda kuchli bo'ladi. Qalqonsimon bez gormonlari esa qonda bir necha kun saqlanib turadi, natijada ularning ta'siri uzoq davom etadi. Bu farqlar kimyoviy tuzilish bilan bog'liq. Shuningdek, gormonlarning qonda tashilishi ham turlicha: peptid gormonlar erkin holda, steroid va qalqonsimon gormonlar esa tashuvchi oqsillar yordamida tashiladi.

Gormonlarning tuzilishi va tasnifini bilish endokrin kasalliklarni davolashda muhim ahamiyatga ega. Masalan, insulin peptid tuzilishga ega bo'lgani uchun u og'iz orqali ichilsa parchalanib ketadi, shu sababli diabetni davolashda uni faqat in'yektsiya orqali yuborish mumkin. Steroid gormonlar esa yog'da eruvchan bo'lgani uchun tabletkalarda samarali bo'lib, bemorlar ulardan og'iz orqali foydalanishi mumkin. Qalqonsimon bez gormonlari ham shunday xususiyatga ega.

Shunday qilib, gormonlarning kimyoviy tuzilishi va klassifikatsiyasi ularning ta'sir mexanizmi, qondagi harakati, yarim parchalanish davri va davolashdagi qo'llanilishini tushunishga yordam beradi. Har bir sinf o'ziga xos xususiyatlarga ega bo‘lib, organizmda o‘ziga xos vazifalarni bajaradi. Bu bilimlar zamonaviy tibbiyotda endokrinologiyaning nazariy asosini tashkil etadi va inson salomatligini yaxshilashga xizmat qiladi.

Gormonlarning kimyoviy tuzilishi va ularni klassifikatsiya qilish masalasi chuqurroq o‘rganilganda, biz ularning faqatgina biologik jarayonlarni emas, balki butun inson hayotini shakllantirishda qanday katta ahamiyatga ega ekanini ko‘ramiz. Gormonlar o‘zining tuzilishiga ko‘ra turlicha bo‘lsa-da, ular birgalikda organizmda murakkab muvozanatni saqlab turadi. Har bir sinf gormonlari o‘ziga xos xususiyatga ega bo‘lib, ularning ta’sir mexanizmi va yarim parchalanish davri turlicha bo‘lishi tufayli klinik tibbiyotda ham yondashuvlar farqlanadi. Shu bois, gormonlarning kimyoviy tasnifini chuqur bilish nafaqat nazariy bilim, balki amaliy muolajalar uchun ham zarurdir.

Peptid va oqsilli gormonlar organizmda eng keng tarqalgan sinf hisoblanadi. Ularning tuzilishi oqsillar va aminokislotalardan iborat bo‘lib, ular DNK va RNK orqali genetik nazorat ostida sintezlanadi. Bu gormonlar hujayra membranasidan o'ta olmaydi, shuning uchun ular hujayra yuzasidagi retseptorlarga bog'lanadi. Bog'langanidan so'ng hujayra ichida ikkilamchi xabarchilar (ciklik AMP, kalsiy ionlari, fosfoinozit mexanizmlari) faollashadi va bu jarayon hujayra faoliyatini o'zgartiradi. Masalan, insulin hujayralarda glyukoza tashilishini faollashtiradi, o'sish gormoni esa oqsillar sintezini kuchaytiradi. Shu xususiyat tufayli peptid gormonlarning ta'siri tez, ammo qisqa muddatli bo'ladi. Ularning organizmda uzoq muddat faoliyat ko'rsatishi uchun doimiy ishlab chiqarilishi zarur.

Steroid gormonlar esa mutlaqo boshqacha mexanizmga ega. Ular xolesterindan sintezlanib, yog'da eruvchanlik xususiyati tufayli hujayra membranasidan oson o'tadi. Bu gormonlar to'g'ridan-to'g'ri hujayra yadrosiga kirib, u yerdagi maxsus retseptorlarga ulanadi va DNK transkripsiyasini faollashtiradi. Natijada yangi oqsillar sintezi boshlanadi. Shu bois steroid gormonlarning ta'siri nisbatan sekin boshlanadi, ammo ularning samarasi uzoq davom etadi. Masalan, kortizol stress vaziyatida organizmni energiya manbalarini safarbar qilishga tayyorlaydi, testosteron mushak massasini va erkaklarga xos belgilarni shakllantiradi, estrogen ayollarda hayz sikli va homiladorlikni tartibga soladi. Klinik amaliyotda steroid gormonlardan yallig'lanishga qarshi vosita sifatida ham keng foydalaniladi, chunki ular immun tizim faoliyatini pasaytirish xususiyatiga ega.

Amin hosilalari gormonlari esa o'ziga xos sinf bo'lib, ular aminokislotalardan kelib chiqadi. Tirozin va triptofan aminokislotalari ularga asos bo'lib xizmat qiladi. Masalan, tirozin asosida adrenalin, noradrenalin, dopamin, tiroksin hosil bo'ladi. Adrenalin va noradrenalin katexolaminlar guruhiga kiradi va ular asosan "jang yoki qochish" reaktsiyasini ta'minlaydi. Qalqonsimon bez ishlab chiqaradigan tiroksin va triyodtironin esa metabolizm tezligini nazorat qiladi. Melatonin esa triptofan asosida sintezlanadi va organizmning sirkadiyal ritmlarini boshqaradi. Amin hosilalari gormonlarining o'ziga xosligi shundaki, ularning ayrimlari suvda eriydi va tez ta'sir qiladi (adrenalin), ayrimlari esa yog'da eriydi va uzoq ta'sir qiladi (tiroksin). Bu farq ularning kimyoviy tuzilishi bilan bog'liq.

Gormonlarning kimyoviy tuzilishiga asoslangan tasnifi klinik diagnostika va davolashda katta ahamiyatga ega. Masalan, insulin peptid gormon bo‘lgani uchun og‘iz orqali qabul qilinganida oshqozon-ichak traktida parchalanib ketadi. Shu sababli diabet bilan og‘rigan bemorlarga insulin faqat in’yektsiya orqali yuboriladi. Steroid gormonlar esa yog‘da eruvchanligi tufayli tabletkalar shaklida ham samarali bo‘ladi. Qalqonsimon bez gormonlari ham og‘iz orqali bemorga berilishi mumkin, chunki ular qonda tashuvchi oqsillar yordamida hujayralarga yetib boradi.

Gormonlarning kimyoviy tuzilishi ularning qondagi yarim parchalanish davrini ham belgilaydi. Adrenalin bir necha daqiqa ichida parchalanib, tezkor, ammo qisqa ta’sir ko‘rsatadi. Qalqonsimon gormonlar esa qonda bir necha kun saqlanib, uzoq davom etuvchi ta’sir ko‘rsatadi. Kortizolning yarim parchalanish davri o‘rtacha bo‘lib, u stress holatlarida doimiy ravishda ishlab chiqarilib turadi. Shunday qilib, organizmda gormonlarning turlicha kimyoviy tuzilishi ularning turlicha vaqt davomida ta’sir ko‘rsatishiga sabab bo‘ladi.

Endokrin kasalliklarning rivojlanishini ham gormonlarning tuzilishi orqali tushuntirish mumkin. Masalan, insulin retseptorlarining buzilishi 2-tip diabetga olib keladi. Kortizolning ortiqcha ishlab chiqarilishi Kuşing sindromiga sabab bo‘ladi. Qalqonsimon gormonlarning yetishmasligi gipotireoz, ortiqchaligi esa gipertireoz holatiga olib keladi. Shuningdek, melatonin ishlab chiqarilishining buzilishi uyqusizlik va depressiv holatlarni kuchaytiradi. Bularning barchasi gormonlarning kimyoviy tabiati bilan bog‘liq bo‘lib, ularning ta’sir mexanizmini tushunish kasalliklarning oldini olish va davolashda muhim o‘rin tutadi.

Zamonaviy tibbiyotda gormonlarning sun’iy sintez qilingan analoglari ham keng qo‘llaniladi. Masalan, insulin turli shakllarda ishlab chiqarilib, qisqa ta’sir qiluvchi, o‘rta ta’sirli va uzoq ta’sirli turlarga bo‘linadi. Steroid gormonlarning turli sintetik shakllari yallig‘lanishga qarshi va immunitetni bostiruvchi dorilar sifatida ishlatiladi. Shuningdek, qalqonsimon gormonlarning sun’iy shakli – levotiroksin gipotireozda keng qo‘llaniladi. Bu preparatlar tabiiy gormonlarning kimyoviy tuzilishi asosida yaratilgan bo‘lib, organizmda ularga o‘xshash ta’sir ko‘rsatadi.

Gormonlarning kimyoviy tuzilishini chuqur o'rganish insoniyat taraqqiyotida ham katta rol o'ynagan. Masalan, insulin tuzilishining aniqlanishi tibbiyot tarixida burilish yasadi va diabet kasalligini nazorat qilish imkonini berdi. Steroid gormonlarning tuzilishi va ularning sintetik analoglari kashf etilishi esa turli yallig'lanish kasalliklari, allergiyalar va immun tizim buzilishlarini davolash imkonini berdi. Amin hosilalari gormonlari, xususan adrenalin kashf etilishi esa jarrohlik va shoshilinch tibbiy yordam amaliyotida katta o'zgarishlarni olib keldi.

Xulosa qilib aytganda, gormonlarning kimyoviy tuzilishi va klassifikatsiyasi ularning organizmda qanday ishlashini, qonda qanday tashilishini, hujayralarga qanday ta'sir qilishini va qanday davolash usullarida qo'llanilishini aniqlab beradi. Peptid gormonlar tezkor, ammo qisqa muddatli ta'sir ko'rsatsa, steroid gormonlar sekinroq, lekin uzoq muddatli samaraga ega bo'ladi. Amin hosilalari esa turlicha xususiyatlarga ega bo'lib, organizmning neyroendokrin moslashuvida muhim o'rin tutadi. Shu bois, bu mavzuni mukammal o'rganish endokrinologiya fanining poydevorini tashkil etadi va inson salomatligi uchun ulkan ahamiyatga ega.

3-mavzu. Markaziy endokrin bezlar (gipofiz, gipotalamus) va ularning gormonlari

Inson organizmida endokrin tizimning markaziy qismi hisoblangan gipotalamus va gipofiz bezlari turli fiziologik jarayonlarni boshqarishda beqiyos ahamiyatga ega. Ularni ba'zan organizmning "bosh orkestrlari" deb atashadi, chunki ular turli organ va to'qimalarning uyg'un faoliyatini ta'minlaydi. Gipotalamus miya markazida joylashgan kichik tuzilma bo'lib, u nerv tizimi va endokrin tizimni bog'lovchi asosiy ko'prik hisoblanadi. Aslida, gipotalamus organizmning ichki muhitini barqaror saqlash – ya'ni homeostazni ta'minlovchi asosiy markazdir. U tana harorati, chanqoqlik, ishtaha, uyqu va uyg'oqlik, jinsiy xatti-harakatlar, stressga javob kabi juda ko'plab muhim funksiyalarni boshqaradi.

Gipotalamusning endokrin faoliyati uning ishlab chiqaradigan maxsus neyropeptid gormonlari orqali amalga oshiriladi. Bu gormonlar asosan gipofiz bezi faoliyatini nazorat qiladi. Shunday qilib, gipotalamusni gipofizning "ustoz boshqaruvchisi" deb atash mumkin. U ishlab chiqaradigan gormonlar "releasing factors" yoki "ingibitor gormonlar" deb ataladi. Masalan, tireotropin chiqaruvchi gormon (TRH) qalqonsimon bez faoliyatini boshqaruvchi gipofiz gormoni ishlab chiqarilishini rag'batlantiradi, kortikotropin chiqaruvchi gormon (CRH) esa buyrak usti bezlari faoliyatini faollashtiruvchi ACTH gormonining sekretsiyasini oshiradi. Gonadotropin chiqaruvchi gormon (GnRH) esa jinsiy bezlar faoliyatini nazorat qiluvchi LH va FSH ishlab chiqarilishini boshqaradi. Bundan tashqari, gipotalamus somatoliberin (o'sish gormonini chiqaruvchi gormon) va somatostatin (o'sish gormonini tormozlovchi gormon), prolaktin chiqarilishini inhibe qiluvchi dopamin kabi moddalarni ham ishlab chiqaradi.

Gipofiz bezi esa gipotalamus ta'siri ostida bo'lib, miya tagida joylashgan no'xat donidek kichik bezdir. U oldingi, orqa va o'rta qismlarga bo'linadi. Eng faol qismi – oldingi gipofiz (adenogipofiz) hisoblanadi. U ko'plab muhim gormonlarni ishlab chiqaradi. Masalan, o'sish gormoni (somatotrop gormon) bolalik davrida suyak va mushaklarning o'sishini ta'minlaydi.

Yetarli ishlab chiqarilmasa, bola mitti bo‘lib qoladi, ortiqcha ishlab chiqarilsa gigantizm rivojlanadi. Voyaga yetgan odamlarda esa bu gormon ortiq ishlab chiqarilganda akromegaliya – ya’ni qo‘l-oyoq suyaklari, burun, quloq kabi qismlarning haddan tashqari kattalashishi yuz beradi.

Oldingi gipofiz ishlab chiqaradigan yana bir muhim gormon – tireotrop gormon (TSH) bo‘lib, u qalqonsimon bez faoliyatini boshqaradi. ACTH – buyrak usti bezi po‘stlog‘ini rag‘batlantirib, kortizol ishlab chiqarilishini kuchaytiradi. Follikulostimullovchi gormon (FSH) va lüteinlashtiruvchi gormon (LH) jinsiy bezlarning faoliyatini boshqaradi. FSH ayollarda tuxum yetilishini, erkaklarda esa spermatozoidlar hosil bo‘lishini ta’minlaydi. LH ayollarda ovulyatsiyani, erkaklarda esa testosteron ishlab chiqarilishini rag‘batlantiradi. Prolaktin esa ko‘krak bezlarida sut ishlab chiqarishni faollashtiradi. Shunday qilib, oldingi gipofiz butun endokrin tizimning muhim boshqaruv markazlaridan biri hisoblanadi.

Gipofizning orqa qismi (neyrogipofiz) esa o‘zi gormon ishlab chiqarmaydi, balki gipotalamusda sintezlangan vazopressin (antidiuretik gormon) va oksitotsinni qonga chiqaradi. Vazopressin buyraklarda suv qayta so'rilishini oshirib, qondagi suv-tuz muvozanatini ta'minlaydi. Agar bu gormon yetishmasa, qandli diabetdan farq qiluvchi, ammo ko'p siydik ajralishi bilan kechadigan "diabetes insipidus" kasalligi rivojlanadi. Oksitotsin esa bachadon mushaklarining qisqarishini va tug'ruq jarayonini boshqaradi, shuningdek, ona sutining ko'krakdan chiqishini osonlashtiradi.

Gipofiz va gipotalamusning o'zaro aloqasi juda nozik va mukammal mexanizm asosida ishlaydi. Masalan, gipotalamus qonda gormonlar miqdorini "sezadi" va gipofizni boshqaradi. Agar qonda qalqonsimon bez gormonlari yetarli bo'lsa, gipotalamus TRH ishlab chiqarishni kamaytiradi, natijada gipofiz TSH ishlab chiqarmaydi va qalqonsimon bez faoliyati sekinlashadi. Bu jarayon "teskari aloqa mexanizmi" deb ataladi. Bu mexanizm tufayli organizmda gormonlar muvozanati saqlanib turadi.

Gipotalamus va gipofiz faqat endokrin tizimni emas, balki nerv tizimini ham boshqaradi. Masalan, stress vaziyatida gipotalamus CRH ishlab chiqaradi, bu esa gipofiz orqali ACTH sekretsiyasini kuchaytiradi. Natijada buyrak usti bezlari kortizol ishlab chiqarishni kuchaytiradi va organizm stressga tayyor bo‘ladi. Shunday qilib, gipotalamus va gipofiz odamning ruhiy holati bilan ham bevosita bog‘liqdir.

Markaziy endokrin bezlarning faoliyatini tushunish inson salomatligini saqlashda katta ahamiyatga ega. Chunki ularning buzilishi ko‘plab kasalliklarning sababi bo‘lishi mumkin. Masalan, gipofiz adenomasi – ya’ni gipofizda paydo bo‘ladigan o‘sma turli gormonlarning ortiqcha ishlab chiqarilishiga olib kelishi mumkin. Natijada akromegaliya, Kuşing sindromi, giperprolaktinemiya kabi kasalliklar paydo bo‘ladi. Aksincha, gipofizning yetarli ishlamasligi panhipopituitarizm holatiga olib kelib, barcha endokrin bezlarning faoliyatini susaytiradi.

Hozirgi zamonaviy tibbiyot gipofiz va gipotalamus faoliyatini o‘rganish uchun turli laborator va instrumental usullarni qo‘llaydi. Qonda gormonlar miqdorini aniqlash, MRT va KT orqali gipofiz o‘smasini aniqlash, funksional testlar o‘tkazish keng tarqalgan. Davolash usullari esa kasallik turiga qarab farqlanadi: gormon yetishmovchiligida o'rnini bosuvchi terapiya, ortiqcha ishlab chiqarilishida esa dori-darmonlar, jarrohlik yoki radioterapiya qo'llaniladi.

Gipotalamus va gipofiz inson organizmida markaziy boshqaruvchi bo'lib, ular turli organ va tizimlarning uyg'un ishlashini ta'minlaydi. Ularning gormonlari nafaqat moddalar almashinuvini, balki o'sish, rivojlanish, ko'payish va ruhiy holatni ham boshqaradi. Shu sababli, ularni chuqur o'rganish endokrinologiya fanining eng muhim yo'nalishlaridan biri hisoblanadi.

Gipotalamus va gipofiz bezlari o'zaro chambarchas bog'langan bo'lib, ular butun endokrin tizimning faoliyatini markazlashtirilgan tarzda boshqaradi. Ularning tuzilishi va funksiyasini yanada chuqurroq o'rganish, shuningdek, ularning gormonlari organizmda qanday o'zgarishlar sodir etishini tahlil qilish inson salomatligini tushunishda katta ahamiyatga ega. Gipotalamusning o'zi asosan miya ichida, uchinchi qorincha atrofida joylashgan va u turli yadrolardan iborat. Har bir yadro alohida gormon yoki neyropeptid ishlab chiqarishda ishtirok etadi. Masalan, paraventrikulyar va supraoptik yadrolar oksitotsin va vazopressinni ishlab chiqaradi.

Ushbu gormonlar neyronlarning aksonlari orqali gipofiz orqa qismiga yetkazilib, u yerdan qonga chiqariladi. Bu jarayon neyroendokrin sekretsiya deb ataladi.

Gipotalamusning boshqa yadrolari esa oldingi gipofiz faoliyatini tartibga soluvchi maxsus “releasing factors”ni ishlab chiqaradi. Bu moddalar gipotalamo-gipofizar portal tizimi deb ataladigan maxsus qon tomirlari orqali gipofizning old qismiga yetkaziladi. Masalan, tireotropin chiqaruvchi gormon (TRH) gipofizda TSH ishlab chiqarilishini rag‘batlantiradi, gonadotropin chiqaruvchi gormon (GnRH) esa FSH va LH sekretsiyasini kuchaytiradi. Kortikotropin chiqaruvchi gormon (CRH) gipofizda ACTH sekretsiyasini kuchaytiradi, bu esa keyinchalik buyrak usti bezlari po‘stlog‘ida kortizol ishlab chiqarilishini oshiradi. Somatoliberin esa o‘sish gormoni ishlab chiqarilishini rag‘batlantiradi, somatostatin esa aksincha uni tormozlaydi. Dopamin esa prolaktin sekretsiyasini pasaytiruvchi ta’sirga ega. Shunday qilib, gipotalamus gipofizni aniq va doimiy nazorat qilib turadi.

Oldingi gipofiz ishlab chiqaradigan gormonlar organizm uchun hayotiy muhim ahamiyatga ega. Masalan, somatotrop gormon (STH) nafaqat o'sishni ta'minlaydi, balki yog' va oqsil almashinuviga ham ta'sir ko'rsatadi. U mushaklarning rivojlanishini kuchaytiradi, yog' to'qimasini kamaytiradi. Shu sababli sportchilarda yoki ba'zi holatlarda bu gormonning suiste'moli mushak massasini sun'iy ravishda oshiradi. Ammo ortiqcha darajada qo'llanganda yurak kasalliklari, suyak deformatsiyalari kabi salbiy oqibatlarga ham olib keladi.

TSH esa qalqonsimon bez faoliyatini to'liq boshqaradi. Agar TSH darajasi yuqori bo'lsa, qalqonsimon bez gormonlari – tiroksin (T4) va triyodtironin (T3) ko'p ishlab chiqariladi. Bu esa gipertireozga olib kelishi mumkin. Aksincha, TSH darajasi past bo'lsa, qalqonsimon bez yetarlicha ishlamaydi va gipotireoz holati yuzaga keladi. Bu kasalliklarda insonning metabolizmi, tana harorati, ruhiy holati va energiya darajasi sezilarli o'zgaradi.

ACTH ishlab chiqarilishi esa asosan stress holatlarida muhim ahamiyat kasb etadi. Bu gormonning kuchayishi buyrak usti bezlari tomonidan kortizol ishlab chiqarilishini oshiradi. Kortizol organizmni stressga moslashtiradi, energiya manbalarini safarbar qiladi, yallig'lanishga qarshi ta'sir ko'rsatadi. Ammo u ortiqcha ishlab chiqarilganda, masalan Kuşing sindromida, qorin sohasida yog' to'planishi, yuzning dumaloqlashishi, suyaklarning mo'rtlashishi va yuqori qon bosimi kuzatiladi.

FSH va LH esa jinsiy hayot bilan bevosita bog'liq gormonlar hisoblanadi. Ayollarda FSH tuxumdon follikulalarini yetiltiradi, LH esa ovulyatsiyani qo'zg'aydi va sariq tanachaning rivojlanishiga yordam beradi. Erkaklarda esa FSH spermatogenez jarayonida ishtirok etsa, LH Leydig hujayralarida testosteron ishlab chiqarilishini kuchaytiradi. Shu bois bu gormonlarning buzilishi bepushtlikka olib kelishi mumkin.

Prolaktin esa onalik instinkti bilan bog'liq bo'lib, ko'krak bezlarida sut ishlab chiqarilishini ta'minlaydi. Uning sekretsiyasi homiladorlik va emizish davrida kuchayadi. Ammo homilador bo'lmagan ayollarda yoki erkaklarda prolaktinning ortiqcha ishlab chiqarilishi giperprolaktinemiya deb ataladi. Bu holatda ayollarda hayz ko'rish buziladi, erkaklarda esa jinsiy zaiflik yuzaga keladi.

Orqa gipofizdan chiqariladigan oksitotsin va vazopressinning ham ahamiyati beqiyosdir. Oksitotsin faqat tug'ruq paytida emas, balki ijtimoiy xatti-harakatlarda ham muhim rol o'ynaydi. So'nggi tadqiqotlarda oksitotsin odamlar orasidagi ishonch, mehr, ijtimoiy aloqa va hatto stressni kamaytirish bilan bog'liq ekani isbotlangan. Shu bois u "muhabbat gormoni" yoki "bag'rikenglik gormoni" deb ham ataladi. Vazopressin esa nafaqat suv-tuz muvozanatini tartibga soladi, balki qon tomirlarining torayishini ham ta'minlab, qon bosimini me'yorda ushlab turadi.

Gipotalamus va gipofizning faoliyati organizmda "teskari aloqa" printsipi asosida boshqariladi. Bu printsip shuni anglatadiki, agar qonda ma'lum bir gormon ortib ketsa, gipotalamus va gipofiz uni kamaytirishga harakat qiladi. Masalan, qonda kortizol darajasi oshganda gipotalamus CRH ishlab chiqarishni kamaytiradi, gipofiz ACTH ishlab chiqarmaydi va natijada kortizol miqdori me'yorga tushadi. Aksincha, agar kortizol darajasi pastlasa, gipotalamus CRH ishlab chiqarishni ko‘paytiradi va jarayon qaytadan faollashadi. Bu mexanizm organizmning o‘z-o‘zini muvozanatda ushlab turish qobiliyatidir.

Hozirgi kunda gipotalamus va gipofiz kasalliklarini o‘rganish uchun zamonaviy diagnostik usullar mavjud. Masalan, magnit-rezonans tomografiya (MRT) gipofiz adenomalarini aniqlashda keng qo‘llaniladi. Shuningdek, qonda gormonlar darajasini aniqlovchi immunoferment tahlillar (ELISA) endokrin kasalliklarni aniqlashda asosiy vositadir. Ayrim hollarda dinamik testlar – ya’ni bemorga ma’lum moddalar berilib, gormonlarning qondagi o‘zgarishi o‘lchanadi. Masalan, ACTH stimulyatsiya testi yoki deksametazon supressiya testi Kuşing sindromini aniqlashda qo‘llaniladi.

Davolash usullari esa patologiyaning turiga qarab farq qiladi. Agar gipofizda gormon ishlab chiqaruvchi o‘sma paydo bo‘lsa, uni jarrohlik yo‘li bilan olib tashlash mumkin. Bunday operatsiyalar ko‘pincha burun orqali amalga oshiriladi va minimal invaziv hisoblanadi. Agar gormon yetishmovchiligi kuzatilsa, bemorga o‘rnini bosuvchi terapiya buyuriladi. Masalan, gipotireozda tiroksin tabletkalari, adrenal yetishmovchilikda kortikosteroidlar, o'sish gormoni yetishmovchiligida esa rekombinant o'sish gormoni preparatlari ishlatiladi.

Gipotalamus va gipofizning o'zaro ishlash mexanizmlari organizmni yagona tizim sifatida boshqarishda beqiyos ahamiyatga ega. Ular nafaqat moddalar almashinuvini, balki ruhiy holat, uyqu, ishtaha, jinsiy faoliyat, tug'ruq, emizish kabi jarayonlarni ham muvofiqlashtiradi. Shu sababli, bu ikki markazni "organizmning bosh dirijyori" deb atash bejiz emas. Ularning mukammal ishlashi tufayli inson tanasi turli tashqi va ichki o'zgarishlarga moslasha oladi.

Xulosa qilib aytganda, gipotalamus va gipofiz gormonlari inson hayotining barcha jabhalariga bevosita ta'sir ko'rsatadi. Ularning faoliyatini o'rganish orqali nafaqat endokrin kasalliklarni davolash, balki insonning psixologik va ijtimoiy xulq-atvorini ham tushunish mumkin. Bu esa zamonaviy tibbiyot va nevroendokrinologiyaning eng dolzarb yo'nalishlaridan biridir.

4-mavzu. Qalqonsimon va qalqonsimonoldi bezlari gormonlari: vazifalari va ahamiyati

Inson organizmida qalqonsimon va qalqonsimonoldi bezlari moddalar almashinuvi, energiya ishlab chiqarilishi va suyaklarda kalsiy-fosfor muvozanatini ta'minlashda muhim rol o'ynaydi. Ushbu bezlar bo'yin sohasida joylashgan bo'lib, ular kichik hajmiga qaramasdan hayotiy muhim gormonlarni ishlab chiqaradi. Qalqonsimon bezning asosiy gormonlari tiroksin (T4), triyodtironin (T3) va kalsitonin hisoblanadi. Qalqonsimonoldi bezlari esa paratgormon ishlab chiqaradi. Ushbu gormonlarning uyg'un faoliyati tufayli organizmda energiya sarfi, suyaklarning mustahkamligi, asab va mushaklarning normal faoliyati ta'minlanadi.

Qalqonsimon bezning asosiy tuzilishi follikulalardan iborat. Har bir follikula ichida kolloid modda mavjud bo'lib, unda tiroglobulin deb ataluvchi oqsil jamlangan. Aynan shu oqsilning tarkibida yod saqlanadi va undan tiroksin va triyodtironin gormonlari sintez qilinadi. Qalqonsimon bezning gormonlari yod elementisiz ishlab chiqarilmaydi. Shu sababli inson organizmi uchun yod moddasining yetarli bo'lishi juda muhimdir. Tiroksin (T4) nisbatan ko'p miqdorda ishlab chiqariladi, ammo uning faol shakli triyodtironin (T3) hisoblanadi. T4 qonda aylanib yurib, to'qimalarda T3 ga aylanadi. T3 esa hujayralarning yadrosiga kirib, genetik apparatga ta'sir qiladi va oqsil sintezini, hujayra metabolizmini faollashtiradi.

Qalqonsimon bez gormonlarining asosiy vazifasi metabolizmni boshqarishdir. Ular hujayralarda energiya ishlab chiqarishni kuchaytiradi, kislorod sarfini oshiradi, oqsil sintezini rag'batlantiradi. Shuningdek, uglevodlar va yog'lar almashinuviga ham ta'sir qiladi. Masalan, qalqonsimon bez gormonlari ortiqcha ishlab chiqarilganda odamning vazni tez kamayadi, chunki yog'lar tez parchalanadi. Aksincha, u yetarli bo'lmaganda moddalar almashinuvi sekinlashadi, odam vazn yig'adi, lanjlik paydo bo'ladi.

Qalqonsimon bez gormonlari bolalik davrida alohida ahamiyatga ega, chunki ular asab tizimi va suyaklarning rivojlanishida ishtirok etadi. Agar bolada qalqonsimon bez gormonlari yetishmasa, u holda kretinizm kasalligi rivojlanadi. Bu kasallikda bolaning aqliy va jismoniy o'sishi orqada qoladi. Shu sababli chaqaloqlarda tug'ilgandan keyin qalqonsimon bez faoliyatini tekshirish ko'plab mamlakatlarda majburiy hisoblanadi.

Kalsitonin esa qalqonsimon bezning parafollikulyar hujayralarida ishlab chiqariladi. Bu gormonning asosiy vazifasi qonda kalsiy miqdorini kamaytirishdir. U suyaklarda kalsiyning to'planishini rag'batlantiradi va shu bilan suyaklarni mustahkamlaydi. Bundan tashqari, kalsitonin buyraklar orqali kalsiyning chiqarilishini ham kuchaytiradi. Shu bois kalsitoninning ortiqcha yoki yetishmasligi suyaklarning mustahkamligiga ta'sir qiladi.

Qalqonsimonoldi bezlari esa qalqonsimon bezning orqa tomonida joylashgan to'rtta kichik bezchadan iborat. Ularning asosiy gormoni paratgormon hisoblanadi. Paratgormon qonda kalsiy miqdorini oshiradi, buning uchun u uchta asosiy mexanizm orqali ta'sir ko'rsatadi: birinchidan, suyaklardan kalsiyning qonga o‘tishini kuchaytiradi; ikkinchidan, buyraklarda kalsiyning qayta so‘rilishini rag‘batlantiradi; uchinchidan, buyrakda D vitaminining faol shakliga aylanishini tezlashtirib, ichakda kalsiyning so‘rilishini kuchaytiradi. Shunday qilib, paratgormon va kalsitonin o‘zaro qarama-qarshi ta’sir qilib, qondagi kalsiy darajasini muvozanatda saqlaydi.

Qalqonsimon va qalqonsimonoldi bezlari faoliyatining buzilishi turli kasalliklarni keltirib chiqaradi. Masalan, qalqonsimon bezning ortiqcha faoliyati gipertireoz deb ataladi. Bu holatda odamning yurak urishi tezlashadi, ko‘zlari chaqchayadi, vazni kamayadi, asabiylik kuchayadi. Eng mashhur shakli bu – Bazedov kasalligi. Aksincha, qalqonsimon bez yetishmovchiligi gipotireoz deb ataladi. Bu holatda odam vazn yig‘adi, sovuqni yomon ko‘radi, terisi quruq bo‘ladi, kayfiyati tushadi. Og‘ir shaklida mixedema kasalligi kuzatiladi.

Qalqonsimonoldi bezlarining ortiqcha faoliyati giperparatireoz deb ataladi. Bu kasallikda qonda kalsiy ko‘payib ketadi, suyaklardan kalsiy chiqib, ular mo‘rtlashadi, buyraklarda tosh paydo bo‘ladi. Paratgormon yetishmovchiligida esa gipokalsemiya – qonda kalsiyning kamayishi yuz beradi. Bu holat mushaklarning qaltirashi, kramplar, yurak faoliyati buzilishi bilan namoyon bo‘ladi.

Qalqonsimon va qalqonsimonoldi bezlarining ahamiyati nafaqat fiziologik jarayonlarni, balki butun inson hayot sifatini belgilaydi. Masalan, ayollarda gipotireoz bepushtlikka sabab bo‘lishi mumkin, chunki qalqonsimon bez gormonlari jinsiy gormonlar bilan chambarchas bog‘liq. Qalqonsimon bez kasalliklari homiladorlikda ham muhim ahamiyatga ega, chunki ona organizmidagi gormonlar homila rivojiga bevosita ta’sir ko‘rsatadi.

Hozirgi vaqtda qalqonsimon va qalqonsimonoldi bezlari faoliyatini o‘rganish uchun zamonaviy usullar mavjud. Qonda TSH, T3, T4, kalsitonin va paratgormon darajasini aniqlash, ultratovush tekshiruvi, rentgen va MRT, shuningdek, radioizotop usullar keng qo‘llaniladi. Shuningdek, biopsiya orqali qalqonsimon bezdagi o‘sma hujayralari ham tekshirilishi mumkin.

Qalqonsimon bez kasalliklarini davolash usullari ham turlicha. Gipertireozda dori-darmonlar orqali qalqonsimon bez faoliyati pasaytiriladi, ba'zan jarrohlik yo'li bilan bezning bir qismi olib tashlanadi. Radioaktiv yod terapiyasi ham samarali hisoblanadi. Gipotireozda esa bemorga tiroksin tabletkalari beriladi va ularni umr bo'yi qabul qilish talab qilinishi mumkin. Qalqonsimonoldi bez kasalliklarida esa paratgormon darajasi tahlil qilinib, zarurat bo'lsa jarrohlik yoki dori vositalari qo'llanadi.

Shunday qilib, qalqonsimon va qalqonsimonoldi bezlari kichik bo'lsa-da, inson hayotida nihoyatda muhim ahamiyatga ega. Ularning gormonlari metabolizmni, energiya ishlab chiqarilishini, suyaklarning mustahkamligini, asab va yurak faoliyatini tartibga soladi. Bu bezlarning normal ishlashi sog'lom hayotning ajralmas sharti hisoblanadi.

Qalqonsimon va qalqonsimonoldi bezlari organizmning endokrin tizimida markaziy o'rin tutadi. Ularning gormonlari nafaqat moddalar almashinuvini, balki nerv tizimi, yurak-qon tomir tizimi, suyak va mushaklar faoliyatini ham boshqaradi. Shu sababli bu bezlarning normal ishlashi insonning sog‘lom hayot kechirishi uchun juda zarurdir.

Qalqonsimon bezning asosiy gormonlari bo‘lgan tiroksin (T4) va triyodtironin (T3) moddalar almashinuvi jarayonlarini tezlashtiruvchi va hujayra energetikasini ta’minlovchi gormonlar sifatida tanilgan. Ularning ta’siri natijasida mitoxondriyalar faoliyati kuchayadi, oqsil sintezi tezlashadi, yog‘lar va uglevodlarning parchalanishi jadallashadi. Shu tufayli insonning tana harorati, yurak urish tezligi, asab tizimining qo‘zg‘aluvchanligi bu gormonlar ta’sirida ma’lum darajada o‘zgaradi. Misol uchun, qalqonsimon bez ortiqcha ishlaganda odam issiqqa chidamsiz bo‘lib qoladi, chunki tana harorati biroz ko‘tariladi. Aksincha, gormon yetishmovchiligida odam sovuqni qiyin ko‘taradi.

Qalqonsimon bez gormonlari ruhiy faoliyat bilan ham bog‘liq. Ular miya hujayralarida mediatorlar almashinuvi va retseptorlarning sezuvchanligini tartibga soladi. Shu bois gormonlar kam ishlab chiqarilganda odamda befarqlik, xotira pasayishi, uyquchanlik paydo bo‘ladi. Ortiqcha ishlab chiqarilganda esa asabiylik, bezovtalik va uyqusizlik kuzatiladi.

Qalqonsimon bez gormonlari yurak-qon tomir tizimida ham katta ahamiyatga ega. T3 va T4 yurak mushagida beta-adrenoretseptorlarning sezuvchanligini oshiradi. Bu esa yurak qisqarishini tezlashtiradi va qon aylanishini kuchaytiradi. Shu sababli gipertireozda yurak tez uradi, hatto aritmiyalar paydo bo‘lishi mumkin. Gipotireozda esa yurak sekin uradi, arterial bosim pasayadi.

Qalqonsimon bez homiladorlik davrida alohida ahamiyat kasb etadi. Homilador ayollarda qalqonsimon bez gormonlariga bo‘lgan ehtiyoj ikki baravar ortadi. Agar bu gormonlar yetishmasa, homilada miya rivojlanishi sekinlashadi va keyinchalik bola intellektual rivojlanishda orqada qolishi mumkin. Shu sababli homilador ayollarga yod yetarli miqdorda berilishi tavsiya qilinadi.

Qalqonsimon bez kasalliklari bugungi kunda keng tarqalgan. Statistik ma’lumotlarga ko‘ra, dunyo bo‘yicha aholi orasida 10-15 foiz odamda qalqonsimon bez bilan bog‘liq muammolar uchraydi. Ulardan eng ko‘pi yod yetishmovchiligiga aloqador bo‘lib, bo‘yin sohasida zob (bezning kattalashishi) shakllanadi. Yod tanqisligi hududida yashovchi aholida bunday kasalliklar ko‘proq kuzatiladi.

Qalqonsimonoldi bezlari ham o‘z navbatida organizmning mineral almashinuvini tartibga soluvchi muhim markazdir. Ularning paratgormon deb ataluvchi gormoni qonda kalsiy darajasini boshqaradi. Kalsiy esa nafaqat suyaklarning asosiy elementi, balki mushaklarning qisqarishi, asab impulslarining o‘tishi, qon ivish jarayoni uchun ham zarurdir. Shuning uchun paratgormonning ortiqcha yoki yetishmasligi butun organizm faoliyatida og‘ir buzilishlarga olib keladi.

Paratgormon suyak to‘qimasida osteoklastlar faoliyatini kuchaytiradi. Natijada suyaklardan kalsiy qonga o‘tadi va qonda kalsiy darajasi ko‘tariladi. Shu bilan birga, buyraklarda kalsiy qayta so‘rilishi ortadi, fosfat esa ko‘proq chiqariladi. Bu mexanizm suyaklarning mo‘rtlashishiga olib kelishi mumkin, lekin qonda kalsiyning yetarli darajada bo‘lishi mushaklar va yurak faoliyati uchun zarurdir. Bundan tashqari, paratgormon D vitaminining faol shaklini hosil qilishni rag'batlantiradi, bu esa ichaklardan kalsiyning yaxshi so'rilishiga yordam beradi.

Kalsitonin va paratgormon o'zaro qarama-qarshi ta'sir ko'rsatadi. Kalsitonin qonda kalsiy miqdorini kamaytirishga intilsa, paratgormon uni ko'paytirishga xizmat qiladi. Shu tarzda ikkita gormon organizmda kalsiy muvozanatini saqlab turadi. Bu muvozanat buzilsa, masalan, giperparatireoz paydo bo'lsa, odamda suyaklarning mo'rtlashuvi, buyrak toshlari, yurak ritmining buzilishi kuzatiladi. Agar paratgormon yetishmasa, gipokalsemiya yuzaga keladi, natijada odamning mushaklari qaltiraydi, qo'l va oyoqlarda qattiq spazmlar paydo bo'ladi, og'ir holatda hayot uchun xavfli talvasa tutishi mumkin.

Zamonaviy tibbiyot qalqonsimon va qalqonsimonoldi bezlari kasalliklarini erta aniqlash va davolash uchun ko'plab usullarga ega. Masalan, qonda T3, T4, TSH, kalsitonin va paratgormon darajasini o'lchash orqali tashxis qo'yiladi. Qalqonsimon bezning ultratovush tekshiruvi, radioaktiv yod yordamida skanerlash usuli ham keng qo'llanadi. Qalqonsimon bezdagi tugunlarni o‘rganish uchun nozik ignali biopsiya usuli qo‘llaniladi.

Davolash usullari kasallik turiga qarab farqlanadi. Gipotireozda bemorlarga sintetik tiroksin tabletkalari buyuriladi. Gipertireozda esa qalqonsimon bez faoliyatini susaytiruvchi dorilar qo‘llanadi, ba’zida radioaktiv yod bilan davolash yoki jarrohlik yo‘li bilan bezning bir qismini olib tashlash zarur bo‘ladi. Qalqonsimonoldi bez kasalliklarida ham gormon darajasini nazorat qilib, dori-darmonlar yoki jarrohlik muolajalari qo‘llanadi.

Profilaktika tadbirlari ham juda muhimdir. Odamlar kunlik ovqatida yod yetarli bo‘lishi uchun yodlangan tuz iste’mol qilishi lozim. Bu oddiy choraga rioya qilish orqali yod tanqisligi kasalliklari, jumladan, zobning oldi olinadi. Shuningdek, kalsiy va D vitamini yetarli iste’mol qilish ham suyaklarning sog‘lom bo‘lishiga va qalqonsimonoldi bezlari faoliyatining normal bo‘lishiga yordam beradi.

Aholi orasida sog‘lom turmush tarzini targ‘ib qilish ham qalqonsimon va qalqonsimonoldi bezlari kasalliklarining oldini olishda muhim ahamiyat kasb etadi. Chekish va spirtli ichimliklarni suiiste'mol qilish bu bezlarga salbiy ta'sir ko'rsatishi isbotlangan. Shuningdek, stress ham gormonlar muvozanatini buzadi, shu bois tinch va muvozanatli hayot tarzi sog'lom endokrin tizimni ta'minlaydi.

Xulosa qilib aytganda, qalqonsimon va qalqonsimonoldi bezlari kichkina bo'lishiga qaramay, ularning gormonlari organizmda juda ko'p hayotiy jarayonlarni boshqaradi. Moddalar almashinuvi, energiya ishlab chiqarilishi, nerv tizimi faoliyati, yurak urishi, suyak va mushaklarning sog'lomligi aynan ushbu bezlarga bog'liq. Ularning normal faoliyati sog'lom hayotning garovi bo'lsa, faoliyatidagi buzilishlar butun organizmda jiddiy muammolarni keltirib chiqaradi. Shuning uchun ham bu bezlar faoliyatini muntazam nazorat qilib turish, sog'lom ovqatlanish va yetarli miqdorda yod hamda kalsiy iste'mol qilish juda muhimdir.

5-mavzu. Buyrak usti bezlari gormonlari va ularning organizmdagi roli

Buyrak usti bezlari inson organizmida kichik hajmli boʻlishiga qaramay, juda muhim vazifalarni bajaradi. Ular har ikkala buyrakning yuqori qismida joylashgan boʻlib, tashqi qavati buyrak usti poʻstlogʻi, ichki qismi esa buyrak usti magʻzi deb ataladi. Ushbu bezlar tomonidan ishlab chiqariladigan gormonlar turli xil biologik jarayonlarni, xususan, modda almashinuvi, qon bosimini boshqarish, stress holatlariga javob berish va jinsiy rivojlanish jarayonlarini nazorat qiladi. Buyrak usti bezlari insonning hayot faoliyatini tartibga soluvchi eng muhim endokrin organlardan biri hisoblanadi.

Buyrak usti poʻstlogʻi uchta qatlamdan tashkil topgan: klubchali zona, togʻay zonasiga oʻxshash zona va toʻrsimon zona. Har bir zona oʻziga xos gormonlarni ishlab chiqaradi. Klubchali zonada mineralokortikoidlar ishlab chiqiladi, ular ichida eng asosiy gormon — aldosteron hisoblanadi. Bu gormon organizmda natriy va kaliy almashinuvini boshqaradi. Aldosteron buyrak kanalchalarida natriyning qayta so'rilishini oshiradi, kaliyning esa chiqarilishini kuchaytiradi. Shu yo'l bilan organizmda suv-tuz muvozanati ta'minlanadi, qon bosimi me'yorida saqlanadi. Agar aldosteron ortiqcha ishlab chiqilsa, natriy ortiqcha to'planib, qonda bosim ko'tariladi, gipertenziya rivojlanadi. Agar bu gormon yetishmasa, insonning qon bosimi tushib ketadi, tanada kuchsizlanish, hushdan ketish kabi belgilar kuzatiladi.

Tog'aysimon zonada ishlab chiqariladigan asosiy gormonlar — glukokortikoidlar bo'lib, ularga kortizol va kortikosteron kiradi. Ular moddalar almashinuvini, xususan, uglevod, oqsil va yog' almashinuvini tartibga soladi. Kortizol organizmning stressga bo'lgan javobini shakllantirishda hal qiluvchi rol o'ynaydi. Masalan, og'ir stress holatida kortizol darajasi oshadi, natijada organizmda glyukoneogenez jarayoni kuchayadi, ya'ni jigarda yangi glyukoza sintez qilinadi. Bu esa tanaga qo'shimcha energiya manbai beradi. Shu bilan birga, kortizol immun tizim faoliyatini susaytiradi, yallig'lanishga qarshi ta'sir ko'rsatadi. Shu xususiyatidan kelib chiqib, tibbiyotda kortikosteroid preparatlar turli yallig'lanishli kasalliklarda keng qo'llanadi. Ammo ularning ortiqcha qo'llanilishi organizmga salbiy ta'sir etib, immun tizimning haddan tashqari pasayishiga olib kelishi mumkin.

To'rsimon zonada esa jinsiy gormonlarning ba'zi shakllari, asosan, androgenlar ishlab chiqariladi. Ular erkak jinsiy belgilarining shakllanishida, mushak massasining o'sishida, soch o'sishida muhim rol o'ynaydi. Ayollarda bu gormonlar juda kam miqdorda ishlab chiqiladi, ammo ular ham umumiy gormonal balans uchun zarurdir. Ba'zan bu gormonlarning ortiqcha ishlab chiqilishi ayollarda erkaklashish alomatlarini keltirib chiqaradi, masalan, yuzda sochlarning o'sishi, ovozning qo'pol bo'lishi, mushaklarning kattalashishi.

Buyrak usti mag'zi esa butunlay boshqa turdagi gormonlarni ishlab chiqaradi. Bu qismdan adrenalin va noradrenalin gormonlari ajraladi. Ular katexolaminlar turkumiga kiradi va organizmning favqulodda vaziyatlarga, ya'ni stress, qo'rquv yoki xavf holatlariga tezkor javob berish mexanizmini ta'minlaydi. Masalan, inson xavfga duch kelganda adrenalin ajralib chiqadi va yurak urishi tezlashadi, qon bosimi oshadi, nafas olish tezlashadi, mushaklarga ko'proq qon oqimi yo'naltiriladi. Bu holat "jang yoki qoch" reaksiyasi deb ataladi. Noradrenalin esa ko'proq qon tomirlarning tonusini oshirib, bosimni ko'tarishga xizmat qiladi.

Buyrak usti bezlari ishlab chiqaradigan gormonlar bir-biri bilan chambarchas bog'liq holda ishlaydi. Masalan, kortizol va adrenalin stress holatlarida birgalikda harakat qilib, tanaga tezkor energiya ta'minlaydi. Aldosteron esa shu paytda organizmdagi suyuqlik muvozanatini saqlab turadi. Shu bois bu bezlarning faoliyatida kichikgina buzilish ham butun organizm uchun katta oqibatlarga olib keladi.

Buyrak usti bezlari kasalliklari turlicha ko'rinishda namoyon bo'ladi. Ulardan biri — Addison kasalligi bo'lib, bunda buyrak usti po'stlog'i yetarlicha gormon ishlab chiqarmaydi. Natijada bemorda kuchsizlik, terining qorayishi, qon bosimining pasayishi, vaznning kamayishi kabi alomatlar kuzatiladi. Aksincha, Kushing sindromida kortizol ortiqcha ishlab chiqariladi va bemorda semirish, yuzning yumaloqlashishi, terida chandiqlarning paydo bo'lishi, suyaklarning mo‘rtlashishi kuzatiladi. Shuningdek, giperaldo-steronizmda aldosteron haddan tashqari ko‘payib, arterial bosim doimiy yuqori bo‘ladi.

Buyrak usti mag‘zi bilan bog‘liq kasalliklardan biri — feoxromotsitoma bo‘lib, u adrenalin va noradrenalin ortiqcha ishlab chiqarilishi bilan xarakterlanadi. Bunday bemorlarda qon bosimi keskin ko‘tarilib tushadi, yurak urishi tezlashadi, bosh og‘riqlari va qo‘rquv xurujlari kuzatiladi. Bu kasallik xavfli bo‘lib, o‘z vaqtida tashxis qo‘yilmasa, jiddiy asoratlar keltirib chiqaradi.

Tibbiyot amaliyotida buyrak usti bezlari gormonlarining sun’iy analoglari keng qo‘llanadi. Masalan, kortikosteroidlar allergiya, astma, revmatizm va boshqa ko‘plab yallig‘lanishli kasalliklarda ishlatiladi. Aldosteron yetishmovchiligi kuzatilgan bemorlarga mineralokortikoid preparatlar buyuriladi. Adrenalin esa yurak to‘xtashida, og‘ir allergik reaksiyalarda (anafilaktik shok) hayotni saqlab qoluvchi muhim vosita hisoblanadi.

Shunday qilib, buyrak usti bezlari kichkina bo'lishiga qaramay, inson organizmida hayotiy muhim vazifalarni bajaradi. Ularning gormonlari moddalar almashinuvini, suyuqlik va tuz balansini, stressga qarshi javobni, qon bosimini hamda jinsiy rivojlanishni boshqaradi. Bu bezlarning faoliyatidagi buzilishlar og'ir kasalliklarni keltirib chiqarishi mumkin. Shu sababli ularning faoliyatini tushunish va muvozanatini saqlash inson salomatligi uchun nihoyatda ahamiyatlidir.

Buyrak usti bezlari ishlab chiqaradigan gormonlarning ahamiyati juda keng va ularning inson salomatligidagi roli tobora chuqurroq o'rganilmoqda. Ayniqsa, zamonaviy ilm-fan bu gormonlarning nafaqat modda almashinuviga, balki ruhiy holat, uyqu-uyg'oqlik ritmi, immunitet, hatto insonning xulq-atvori va qaror qabul qilish jarayonlariga ham ta'sir qilishini aniqlab bermoqda. Shu nuqtai nazardan qaraganda, buyrak usti bezlari gormonlarini chuqur o'rganish faqat tibbiy jihatdan emas, balki ijtimoiy va psixologik nuqtai nazardan ham dolzarb hisoblanadi.

Kortizol — bu gormonlarning eng ko‘p o‘rganilgan va eng mashhurlaridan biridir. Uni “stress gormoni” deb atashadi. Chunki kortizolning asosiy vazifasi organizmni stressga moslashtirishdir. U stress vaziyatida qon shakarini ko‘tarib, mushaklarga qo‘shimcha energiya beradi, qon bosimini me’yorida ushlab turadi va immun tizimni vaqtinchalik susaytiradi. Lekin kortizolning doimiy yuqoriligi organizmga zarar yetkazadi. Masalan, doimiy stressda yashaydigan odamlarning immuniteti pasayadi, teri yupqalashadi, yaralar sekin bitadi, suyaklar mo‘rtlashadi, vazn ortishi kuzatiladi. Shu sababli kortizolning muvozanati inson hayotida juda muhimdir. Zamonaviy tadqiqotlar ko‘rsatishicha, kortizol ertalab eng yuqori darajaga chiqadi va kun davomida asta-sekin kamayib, kechqurun eng past darajaga tushadi. Bu insonning uyg‘onishi va uxlashi jarayonlari bilan chambarchas bog‘liq. Agar bu ritm buzilsa, uyqusizlik, surunkali charchoq sindromi yoki depressiya kabi kasalliklar yuzaga keladi.

Buyrak usti bezlarining gormonlari insonning psixologik holatiga ham ta’sir ko‘rsatadi. Masalan, adrenalin va noradrenalin qo‘rquv, xavotir, hayajon paytida chiqariladi va odamning xatti-harakatini belgilaydi. Bu gormonlar tufayli odam xavfga duch kelganda tezda qaror qabul qiladi, mushaklar kuchli ishlashga tayyor bo‘ladi, diqqat va sezgi keskin ortadi. Shu sababli adrenalin ko‘pincha “favqulodda vaziyat gormoni” sifatida qaraladi. Shu bilan birga, ortiqcha adrenalin ajralishi yurak urishining tezlashishiga, qon bosimining yuqorilashiga va hatto vahima xurujlariga olib kelishi mumkin.

Noradrenalin esa diqqatni jamlash va hushyorlikni ta’minlaydi. Bu gormonning yetarli bo‘lishi insonni tetik, faol va barqaror ruhiy holatda ushlab turadi. Uning yetishmasligi esa befarqlik, charchoq va depressiv kayfiyatni yuzaga keltirishi mumkin. Shu bois antidepressant dorilar orasida noradrenalin darajasini oshiruvchi preparatlar keng qo‘llaniladi.

Aldosteronning ahamiyati ham juda katta. Bu gormon nafaqat qon bosimini boshqaradi, balki yurak va buyraklarning sog‘lom ishlashi uchun ham muhimdir. Aldosteronning ko‘payishi natriy va suvning organizmda ortiqcha ushlanishiga olib keladi, bu esa shishlar, yuqori qon bosimi, yurak yetishmovchiligi kabi kasalliklarni keltirib chiqaradi. Aldosteron yetishmovchiligi esa suyuqliklarning ko‘p yo‘qotilishiga, qon bosimining keskin tushib ketishiga sabab bo‘ladi. Bunday holatda bemor hushini yo‘qotishi yoki hatto hayoti xavf ostida qolishi mumkin.

Androgenlar esa asosan jinsiy rivojlanish va jinsiy xususiyatlarning shakllanishida muhim rol o‘ynaydi. Erkaklarda testosteron miqdori asosiy jinsiy bezlarda — moyaklarda ishlab chiqarilsa-da, buyrak usti bezlari ham androgenlarning muhim manbai hisoblanadi. Ayollarda esa androgenlar oz miqdorda bo‘lsa-da, mushaklar kuchini, jinsiy qiziqishni, soch va terining sog‘lomligini ta’minlashda muhimdir. Shu bois ayollarda buyrak usti bezlari faoliyatidagi buzilishlar nafaqat salomatlikka, balki tashqi ko‘rinishga ham ta’sir qiladi.

Buyrak usti bezlari gormonlarining kasalliklarda qanday namoyon bo‘lishini ko‘rib chiqish ham muhimdir. Addison kasalligida gormonlar yetishmovchiligi tufayli odam doimo charchoq, zaiflik, vazn yo‘qotish, ishtahaning pasayishi va terining qorayishi bilan qiynaladi. Ushbu kasallikning sababi ko‘pincha autoimmun jarayon bo‘lib, organizmning o‘zi buyrak usti po‘stlog‘iga hujum qiladi. Kushing sindromida esa aksincha, kortizol ortiqcha ishlab chiqariladi. Bunda bemorda semirish, ayniqsa qorin va yuz sohasida yog‘ to‘planishi, yuzi yumaloqlashib “oy yuzi” shaklini olishi, terida chandiqlar va cho‘zilish izlari paydo bo‘lishi kuzatiladi. Bu kasallik gormon ishlab chiqaruvchi o‘smalar yoki uzoq muddat kortikosteroid dorilarni qabul qilish natijasida rivojlanishi mumkin.

Feoxromotsitoma deb ataladigan kasallikda buyrak usti mag‘zi ortiqcha adrenalin va noradrenalin ishlab chiqaradi. Bunday bemorlarda qon bosimi birdaniga keskin ko‘tarilib tushadi, yurak urishi tezlashadi, qo‘rquv, vahima xurujlari va ko‘p terlash kuzatiladi. Bu kasallik xavfli bo‘lib, o‘z vaqtida jarrohlik davolash talab etadi.

Buyrak usti bezlari gormonlari shuningdek, sport va jismoniy faoliyat bilan ham bevosita bog‘liq. Masalan, adrenalin va noradrenalin jismoniy mashqlar vaqtida ko‘payib, mushaklarni faol ishlashga tayyorlaydi. Kortizol esa mashqlar davomida organizmga zarur bo‘lgan energiyani ta’minlaydi. Ammo haddan tashqari ko‘p mashq qilish va stress kortizolning doimiy yuqori darajada bo'lishiga olib keladi, bu esa mushaklarning yemirilishi, charchoq va immunitetning pasayishiga sabab bo'lishi mumkin. Shu bois professional sportchilar uchun gormon balansini nazorat qilish juda muhimdir.

Bugungi kunda tibbiyotda buyrak usti bezlari faoliyatini baholash uchun turli laborator va instrumental usullar qo'llanadi. Masalan, qonda kortizol, aldosteron, adrenalin va boshqa gormonlarning darajasi aniqlanadi. Shuningdek, buyrak usti bezlarini kompyuter tomografiyasi yoki magnit-rezonans tomografiya yordamida tekshirish mumkin. Bu usullar yordamida bezlarda o'sma yoki strukturaviy o'zgarishlarni erta aniqlash imkoniyati mavjud.

Davolash usullari esa kasallik turiga qarab farqlanadi. Agar gormon yetishmasa, bemorlarga sun'iy gormonlar beriladi. Masalan, Addison kasalligida kortikosteroid preparatlar umrbod qabul qilinadi. Agar gormonlar ortiqcha ishlab chiqarilsa, dori vositalari yoki jarrohlik muolajalari yordamida ularning sekretsiyasi kamaytiriladi. Ayrim hollarda radioaktiv moddalar bilan davolash ham qo'llaniladi.

Shu bilan birga, sog'lom turmush tarzi ham buyrak usti bezlari faoliyatiga ijobiy ta'sir qiladi. Stressni kamaytirish, to'g'ri ovqatlanish, yetarli uyqu, jismoniy faollik, zararli odatlardan voz kechish gormonlar muvozanatini saqlashda muhim ahamiyatga ega. Masalan, magniy, kaliy, vitamin C va B vitaminlariga boy ovqatlar buyrak usti bezlari faoliyatini qo'llab-quvvatlaydi. Stressni kamaytirish uchun esa meditatsiya, nafas mashqlari va tinchlantiruvchi mashg'ulotlar tavsiya etiladi.

Xulosa qilib aytganda, buyrak usti bezlari gormonlari inson hayoti uchun zarur bo'lgan deyarli barcha jarayonlarga ta'sir qiladi. Ular moddalar almashinuvi, qon bosimi, stressga moslashuv, immunitet, ruhiy holat, uyqu ritmi, jismoniy kuch va hatto xulq-atvorni boshqaradi. Bu gormonlarning ortiqcha yoki yetishmovchiligi og'ir kasalliklarni keltirib chiqaradi. Shu sababli buyrak usti bezlari faoliyatini muntazam nazorat qilish, sog'lom turmush tarziga rioya qilish va zarurat tug'ilganda tibbiy yordamga murojaat qilish inson salomatligi uchun juda muhimdir.

6-mavzu. Oshqozon osti bezi gormonlari va modda almashinuvidagi ahamiyati

Oshqozon osti bezi organizmda juda muhim rol o'ynaydigan aralash bezlardan biri hisoblanadi. U ikki xil vazifani bajaradi: birinchidan, ovqat hazm qilishda ishtirok etuvchi fermentlarni ishlab chiqaradi, ikkinchidan esa ichki sekretsiya bezi sifatida gormonlarni ajratadi. Aynan shu gormonlari tufayli organizmda uglevodlar, yog'lar va oqsillar almashinuvi muvozanatli bo'lib turadi. Oshqozon osti bezi gormonlari organizmning umumiy energiya balansini boshqaradi, hujayralarga kerakli miqdorda glyukoza yetib borishini ta'minlaydi va hayot uchun zarur bo'lgan ko'plab jarayonlarni muvofiqlashtiradi. Shu sababdan bu bezning sog'lom ishlashi butun modda almashinuvi tizimining barqarorligiga bevosita ta'sir ko'rsatadi.

Oshqozon osti bezi gormonlarini asosan Langerhans orolchalari ishlab chiqaradi. Ular bezning umumiy massasining juda oz qismini tashkil qilsa-da, organizm uchun nihoyatda katta ahamiyatga ega. Orolchalar bir necha turdagi hujayralardan tashkil topgan: alfa hujayralar glukagon, beta hujayralar insulin, delta hujayralar somatostatin, PP hujayralar pankreatik polipeptid, epsilon hujayralar esa grelin gormonini ishlab chiqaradi. Har bir gormon o‘ziga xos vazifaga ega bo‘lib, ular bir-biri bilan chambarchas bog‘liq holda ishlaydi.

Eng mashhur gormon – insulin hisoblanadi. U qondagi glyukoza darajasini kamaytirish orqali hujayralarni energiya bilan ta’minlaydi. Ovqat qabul qilingandan so‘ng qondagi shakar miqdori ortadi va bu holatda oshqozon osti bezi beta hujayralari insulin ajratishni kuchaytiradi. Insulin glyukozani hujayralarga kiritadi, jigarda esa uni glikogen ko‘rinishida saqlashga yordam beradi. Shu jarayon tufayli qon tarkibidagi shakar me’yorda saqlanadi. Agar insulinning ishlab chiqarilishi yoki ta’siri buzilsa, qandli diabet kasalligi rivojlanadi. Diabetda qondagi shakar miqdori yuqori bo‘lib qoladi, bu esa ko‘plab asoratlarni yuzaga keltiradi: yurak-qon tomir kasalliklari, ko‘rishning yomonlashuvi, asab tolalarining zararlanishi, buyrak yetishmovchiligi va boshqa og'ir oqibatlar. Shu bois insulin gormonining organizmdagi ahamiyati beqiyosdir.

Glukagon esa insulinning qarama-qarshi ta'siriga ega. Uni alfa hujayralar ishlab chiqaradi va u qondagi glyukoza miqdorini oshiradi. Masalan, ochlik yoki og'ir jismoniy ish vaqtida glyukoza tezda sarflanadi, shunda glukagon jigardagi glikogenni parchalashga yordam beradi va qonga qo'shimcha shakar chiqaradi. Bu jarayon organizmni energiya bilan ta'minlash uchun zarurdir. Demak, insulin va glukagon o'zaro muvozanatda ishlash orqali qon shakarini me'yorda ushlab turadi. Agar bu muvozanat buzilsa, gipoglikemiya yoki giperglikemiya kabi xavfli holatlar yuzaga keladi.

Somatostatin esa delta hujayralar tomonidan ishlab chiqariladi. Bu gormonning vazifasi boshqa gormonlarning ajralishini nazorat qilishdir. U insulin va glukagonning ortiqcha ishlab chiqarilishini to'xtatib turadi, shuningdek ovqat hazm qilish jarayonini sekinlashtiradi. Somatostatinning bu xususiyati tibbiyotda ham qo'llanadi: masalan, oshqozon-ichak kasalliklarida yoki gormon o'smalarini davolashda somatostatin analoglari dori sifatida ishlatiladi.

Pankreatik polipeptid esa ovqat hazm qilish jarayonini tartibga soladi. U oshqozon osti bezining eksokrin funksiyasini boshqaradi, ya'ni ovqat hazm qilish fermentlari ishlab chiqarilishini nazorat qiladi. Shu bilan birga, ovqatlanishdan keyin to'qlik hissini shakllantirishda ham ishtirok etadi. Grelin esa, aksincha, ishtahani oshiradi. U epsilon hujayralarda ishlab chiqarilib, "ochlik gormoni" sifatida tanilgan. Grelin qonda oshib ketganda inson ko'proq ovqat iste'mol qilishni xohlaydi. Shu sababli grelin va pankreatik polipeptid o'zaro qarama-qarshi tarzda ta'sir qilib, ishtaha va ovqatlanish odatlarini muvozanatda ushlab turadi.

Oshqozon osti bezining gormonlari faqat uglevodlar almashinuviga emas, balki yog' va oqsil almashinuvi jarayonlariga ham ta'sir qiladi. Masalan, insulin yog' kislotalarini sintez qilishni kuchaytiradi va ortiqcha energiyani yog' ko'rinishida saqlashga yordam beradi. Shu sababdan insulinning ortiqcha ajralishi semirishga olib keladi. Glukagon esa, aksincha, yog'larni parchalab, energiya manbai sifatida ishlatishga yordam beradi. Oqsil almashinuvida ham insulin muhim ahamiyatga ega: u aminokislotalarning hujayralarga kirib, oqsillar sintez qilinishini rag'batlantiradi. Shu tariqa bu gormonlar modda almashinuvi jarayonlarida bir-birini to'ldirib turadi.

Oshqozon osti bezining gormonlari markaziy asab tizimi bilan ham uzviy aloqada. Masalan, grelin miyada joylashgan ishtaha markazlariga ta'sir qiladi, insulin esa nafaqat glyukoza miqdorini boshqaradi, balki miya faoliyatiga ham ma'lum ta'sir ko'rsatadi. Zamonaviy tadqiqotlar shuni ko'rsatadiki, insulinning miyada yetishmovchiligi Altsgeymer kasalligida ham rol o'ynashi mumkin. Shu sababli ayrim olimlar Altsgeymerni "3-tur diabet" deb atashmoqda.

Oshqozon osti bezining gormonlari sport va jismoniy faollikda ham katta ahamiyatga ega. Mashqlar vaqtida glyukoza tez sarflanadi, shuning uchun insulin va glukagonning muvozanati sportchining natijasiga bevosita ta'sir qiladi. Masalan, uzoq davom etadigan mashqlarda glukagonning ko'payishi organizmni qo'shimcha energiya bilan ta'minlaydi, qisqa intensiv mashqlarda esa insulin hujayralarga tez energiya kirishini ta'minlaydi. Shu bois sportchilar uchun to'g'ri ovqatlanish va gormon balansini nazorat qilish juda muhimdir.

Kasalliklar nuqtai nazaridan qaraganda, oshqozon osti bezining gormonlari bilan bog'liq muammolar keng tarqalgan. Eng mashhuri diabetdir. 1-tur diabetda beta hujayralar butunlay ishdan chiqadi va organizm insulin ishlab chiqara olmaydi. Bunday bemorlarga insulinni tashqaridan, ya'ni in'yeksiya ko'rinishida berish kerak bo'ladi. 2-tur diabetda esa insulin ishlab chiqariladi, lekin hujayralar unga sezgirligini yo'qotadi. Bu holatda bemorlarning turmush tarzi, ovqatlanishi va dori vositalari bilan davolash muhim o'rin tutadi.

Oshqozon osti bezining boshqa kasalliklari ham gormonlar bilan bog'liq. Masalan, insulinoma — bu beta hujayralardan paydo bo'ladigan o'sma bo'lib, juda ko'p insulin ishlab chiqaradi va natijada qonda glyukoza darajasi keskin tushib ketadi. Bu esa hushdan ketish, talvasa va hayot uchun xavfli holatlarni keltirib chiqaradi. Glukagonoma esa alfa hujayralar o'smasi bo'lib, qonda glyukoza miqdorini ortiqcha ko'taradi. Shuningdek, somatostatinoma va boshqa kam uchraydigan gormon o'smalari ham mavjud. Oshqozon osti bezi gormonlari organizmda modda almashinuvining markaziy boshqaruvchilari hisoblanadi. Ular uglevod, yog' va oqsillar almashinuvini muvofiqlashtiradi, hujayralarni energiya bilan ta'minlaydi, ishtaha va ovqatlanishni boshqaradi, hatto miya faoliyatiga ta'sir ko'rsatadi. Shu sababli ularning sog'lom ishlab chiqarilishi va muvozanatda bo'lishi inson salomatligi uchun juda muhimdir.

Oshqozon osti bezining gormonlari haqida gap ketganda ularning organizmda faqat birlamchi metabolik jarayonlarni emas, balki butun fiziologik muvozanatni nazorat qilishdagi keng qamrovli ta'siri ham yodga olinadi. Har bir gormonning alohida vazifasi mavjud bo'lsa-da, ular bir-birini to'ldirib, murakkab tizimni tashkil qiladi. Aynan shu tizimning buzilishi turli xil kasalliklarning kelib chiqishiga sabab bo'ladi. Shu bois ilmiy tadqiqotlar oshqozon osti bezi gormonlarining chuqur o'rganilishiga katta e'tibor qaratmoqda.

Avvalo, insulin haqida yana kengroq to'xtalish lozim. Insulin organizmda anabolik gormon sifatida tanilgan, chunki u nafaqat glyukozani hujayraga kiritadi, balki yangi oqsillar va yog'larning sintezlanishini ham kuchaytiradi. Bu jihatdan qaraganda, insulin hujayra o'sishi va yangilanishi uchun zarur bo'lgan omil sifatida ham qaraladi. Shu sababli bolalik davrida va o'sish jarayonida uning yetarli ishlab chiqarilishi organizmning sog'lom rivojlanishini ta'minlaydi. Sportchilar orasida ham insulinning anabolik xususiyatlari katta qiziqish uyg'otgan, ammo uni noto'g'ri qo'llash sog'liq uchun xavf tug'dirishi mumkin. Shuni ham alohida qayd etish kerakki, insulin faqatgina qondagi glyukozani nazorat qilishda emas, balki hujayralarda kaliy ionlarini ushlab qolishda ham muhimdir. Shu bois insulin yetishmovchiligi yoki qarshiligi paytida organizmda elektrolit muvozanati buziladi.

Glukagon esa katabolik gormon hisoblanadi. Uning asosiy vazifasi glyukozaning qo'shimcha manbalarini ishga solishdir. Insulin va glukagonning qarama-qarshi ta'siri shunday nozik muvozanatda ushlanadiki, u hatto qisqa vaqt ichida ham qon shakarining o'zgarishiga darhol javob qaytaradi. Masalan, odam ovqat iste'mol qilgandan keyin insulin faollashsa, och qolganida yoki jismoniy mashq qilganda glukagon ko'payadi. Bu jarayon evolyutsion jihatdan insonni ochlikdan himoya qilish uchun shakllangan. Hozirgi davrda esa ortiqcha ovqatlanish va kamharakat turmush tarzi tufayli bu mexanizm muvozanatdan chiqmoqda va semizlik, 2-tur diabet kabi kasalliklarning ko'payishiga olib kelmoqda.

Somatostatinning roli esa ko'pincha "nazorat gormoni" sifatida izohlanadi. U ortiqcha gormon ishlab chiqarilishini to'xtatadi va shu orqali homeostazni ta'minlaydi. Bundan tashqari, somatostatin ovqat hazm qilish traktida oshqozon kislotasi, safro va fermentlarning chiqarilishini ham sekinlashtiradi. Bu esa organizmning ortiqcha yuklanishdan himoya qilinishini ta'minlaydi. Somatostatindan ishlab chiqilgan dori vositalari hozirgi kunda tibbiyotda keng qo'llanmoqda. Masalan, akromegaliya, ba'zi o'sma turlari yoki qorin ichidagi qon ketishini davolashda somatostatin analoglari ishlatiladi.

Pankreatik polipeptid ham o'ziga xos ahamiyatga ega. U ovqat hazm qilish organlarining motorikasiga va sekretsiyasiga ta'sir qiladi. Tadqiqotlarga ko'ra, pankreatik polipeptid organizmda energiya sarfini tartibga solishda ham muhim rol o‘ynaydi. Uning darajasi odatda ovqat iste’molidan keyin oshadi va markaziy asab tizimiga ta’sir qilib, to‘qlik hissini yuzaga keltiradi. Shu sababli ayrim olimlar semizlikni davolashda pankreatik polipeptid asosida yangi usullar ishlab chiqishga harakat qilmoqda.

Grelin gormoni esa keyingi yillarda juda ko‘p ilmiy tadqiqotlarga sabab bo‘ldi. U asosan oshqozon hujayralarida ishlab chiqariladi, ammo oshqozon osti bezidagi epsilon hujayralar ham grelinda ishtirok etadi. Grelin “ochlik signali” bo‘lib, ishtahani oshiradi va ovqatlanishni rag‘batlantiradi. U miyada joylashgan gipotalamus markazlariga ta’sir qilib, ovqatga bo‘lgan qiziqishni kuchaytiradi. Qiziq jihati shundaki, grelin nafaqat ishtahani, balki kayfiyatni ham boshqarishda rol o‘ynaydi. Uning ko‘payishi insonni ovqat orqali zavq olishga undaydi. Shu bois grelinning ortiqcha ishlab chiqarilishi semirishga olib kelishi mumkin. Biroq grelinda ijobiy tomon ham bor: u o‘sishni rag‘batlantiradi, yurak faoliyatiga foydali ta’sir ko‘rsatadi va immun tizimni qo‘llab-quvvatlaydi.

Modda almashinuvida ushbu gormonlarning o‘zaro muvozanati juda muhimdir. Masalan, ovqatdan keyin insulin ko‘payib, glyukozani hujayralarga kiritadi. Agar ovqatlanish oralig‘i cho‘zilsa, glukagon faollashib, jigardagi glyukozani qonga chiqaradi. Agar inson uzoq vaqt och qolsa, yog‘lar parchalana boshlaydi va bu jarayonni glukagon hamda qisman grelin boshqaradi. Shu tarzda organizm energiya yetishmovchiligi sharoitida ham yashashga moslashgan.

Tibbiy nuqtai nazardan qaraganda, oshqozon osti bezi gormonlari bilan bog‘liq kasalliklar murakkab diagnostika va davolashni talab qiladi. Diabetdan tashqari, “insulin qarshiligi sindromi” ham keng tarqalgan bo‘lib, bunda hujayralar insulinga javob bermaydi. Bu holatda qonda insulin ko‘p bo‘lsa ham, glyukoza hujayralarga kira olmaydi. Natijada qondagi shakar yuqori bo‘lib qoladi. Shuningdek, gormonal o‘smalar ham ko‘plab muammolarga sabab bo‘ladi. Masalan, insulinoma — bu ko‘p insulin ishlab chiqaradigan o‘sma bo‘lib, kuchli gipoglikemik xurujlarga olib keladi.

Zamonaviy tibbiyotda oshqozon osti bezi gormonlarini o'rganish asosida yangi davolash usullari ishlab chiqilmoqda. Masalan, sun'iy insulin turlari turli tezlikda ta'sir qiluvchi shakllarda yaratilgan: qisqa ta'sirli, o'rta muddatli va uzoq muddatli insulinlar mavjud. Bundan tashqari, inkretin asosidagi dori vositalari (GLP-1 agonistlari) ham qo'llanilmoqda, ular insulin ishlab chiqarilishini kuchaytiradi va ishtahani kamaytiradi. Grelin antagonisti bo'lgan yangi preparatlar esa semirishni davolash uchun sinovdan o'tkazilmoqda.

Ilmiy izlanishlar shuni ko'rsatmoqdaki, oshqozon osti bezining gormonlari nafaqat metabolizmga, balki qarish jarayonlariga ham ta'sir qiladi. Masalan, insulin va glukagonning muvozanati hujayralarning qarishini sekinlashtirishi mumkin. Grelin esa hujayralarning regeneratsiya qobiliyatini kuchaytiradi. Shu bois kelajakda bu gormonlar asosida qarishni sekinlashtiruvchi dori vositalari ishlab chiqilishi mumkin.

Xalq tabobatida ham oshqozon osti bezi faoliyatini yaxshilashga qaratilgan usullar mavjud. Masalan, ba'zi dorivor o'simliklar insulinga o‘xshash ta’sir ko‘rsatishi aniqlangan. Qovoq urug‘i, qizil mevalar, dolchin va boshqa tabiiy mahsulotlar qand miqdorini kamaytirishga yordam berishi mumkin. Albatta, bunday vositalar shifokor nazoratisiz diabetni davolay olmaydi, lekin profilaktika sifatida foydali bo‘lishi mumkin.

Shuni unutmaslik kerakki, oshqozon osti bezi gormonlari faqatgina kasalliklar bilan bog‘liq bo‘lmagan, balki kundalik hayotda ham muhim ahamiyatga ega. Masalan, odamning kayfiyati, energiyasi, ishtahasi, uyqu sifati va hatto xotirasi ham bu gormonlarga bog‘liq. Qiziq tadqiqotlardan birida insulinning miya xotira markazlariga ta’sir qilishi aniqlangan. Shu sababli, diabet bilan og‘riganlarda kognitiv qobiliyatlarning pasayishi ko‘p kuzatiladi.

Xulosa qilib aytganda, oshqozon osti bezi gormonlari organizmning “energiya muvozanati markazi” hisoblanadi. Insulin va glukagon glyukoza almashinuvini boshqaradi, somatostatin bu jarayonlarni tartibga soladi, pankreatik polipeptid ovqat hazm qilishni muvofiqlashtiradi, grelin esa ishtaha va energiya sarfini nazorat qiladi. Ularning uyg‘un ishlashi tufayli organizm barcha fiziologik ehtiyojlarini qondira oladi. Har qanday buzilish esa og'ir kasalliklar, jumladan diabet, semirish, metabolik sindrom va boshqa ko'plab muammolarni yuzaga keltiradi. Shu bois, bu gormonlarni chuqur o'rganish va ularning sog'lom ishlab chiqarilishini ta'minlash insoniyat uchun doimo dolzarb masala bo'lib qoladi.

7-mavzu. Jinsiy bezlar gormonlari: erkak va ayol organizmidagi vazifalari

Inson organizmida jinsiy bezlar tomonidan ishlab chiqariladigan gormonlar hayot davomida juda muhim o'rin egallaydi. Ular nafaqat jinsiy xususiyatlarning shakllanishida, balki organizmning umumiy rivojlanishida, metabolizm jarayonlarida, asab tizimining faoliyatida va hatto psixologik holatda ham muhim rol o'ynaydi. Erkaklarda asosiy jinsiy bezlar moyaklar bo'lib, ular asosan testosteron va unga yaqin bo'lgan boshqa androgen gormonlarni ishlab chiqaradi. Ayollarda esa tuxumdonlar asosiy jinsiy bez hisoblanadi va ular estrogenlar hamda progesteron kabi gormonlarni ajratib chiqaradi. Ushbu gormonlar reproduktiv tizim faoliyatini boshqaradi, ikkilamchi jinsiy belgilarni shakllantiradi va nasl qoldirish jarayonining uzluksizligini ta'minlaydi.

Erkaklarda testosteron gormoni eng asosiy hisoblanadi. U moyaklarda joylashgan Leydig hujayralarida ishlab chiqariladi. Testosteronning ta'siri tufayli o'smirlik davrida erkaklarda ikkilamchi jinsiy belgilar shakllanadi: ovozning qalinlashishi, mushak massasining ortishi, sochlarning yuzda va tananing turli qismlarida o'sishi, jinsiy a'zolarning rivojlanishi va jinsiy faoliyatning kuchayishi. Bundan tashqari, testosteron suyak massasining mustahkam bo'lishi, gemoglobin ishlab chiqarilishi, kayfiyat va motivatsiya darajasi bilan ham chambarchas bog'liq. Erkaklarda testosteronning normal ishlab chiqarilishi ularning reproduktiv salohiyati uchun juda muhim. Chunki bu gormon spermatozoidlarning yetilishi jarayonini ta'minlaydi.

Testosteron faqat jinsiy xususiyatlargagina ta'sir qilmaydi, balki erkak organizmining umumiy salomatligi uchun ham zarurdir. Masalan, u yurak-qon tomir tizimi faoliyatini qo'llab-quvvatlaydi, xolesterin darajasini muvozanatda saqlaydi va yog'larning ortiqcha to'planishini cheklaydi. Shu sababli testosteron darajasi pasaygan erkaklarda ko'pincha semizlik, mushak kuchsizligi, charchoq, depressiya va jinsiy qiziqishning yo'qolishi kabi muammolar kuzatiladi. Zamonaviy tibbiyotda testosteron yetishmovchiligi “gipogonadizm” deb ataladi va u davolanishni talab qiladi.

Ayollarda asosiy jinsiy gormonlar estrogenlar va progesteron hisoblanadi. Estrogenlar tuxumdonlarning Graaf follikulalarida ishlab chiqariladi. Ular ayollarda o‘smirlik davrida ikkilamchi jinsiy belgilarni shakllantiradi: ko‘kraklarning kattalashishi, son va kestaning kengayishi, tanada yog‘larning ayollarga xos joylarda to‘planishi, hayz siklining boshlanishi. Estrogenlar shuningdek, teri va sochlarning holatiga, suyaklarning mustahkamligiga va hatto yurak-qon tomir tizimiga ijobiy ta’sir ko‘rsatadi. Estrogenlar nafaqat reproduktiv tizimni, balki ayolning umumiy sog‘lig‘ini ham qo‘llab-quvvatlaydi. Masalan, ular qondagi xolesterin miqdorini nazorat qiladi va yurak kasalliklarining oldini oladi.

Progesteron esa tuxumdonlarning sariq tanachasi tomonidan ishlab chiqariladi. Bu gormon asosan homiladorlik davrida muhim ahamiyat kasb etadi. Progesteron bachadon shilliq qavatini homila uchun qulay muhitga tayyorlaydi, homiladorlikni saqlab turadi va bachadon mushaklarining erta qisqarishini to'xtatadi. Agar progesteron yetarli darajada bo'lmasa, homiladorlikni davom ettirish qiyinlashadi va tushish xavfi yuzaga keladi. Shu bois ko'plab homiladorlik davrida progesteron preparatlari qo'llaniladi.

Erkak va ayol jinsiy gormonlarining muvozanati organizmning umumiy salomatligi uchun ham muhimdir. Masalan, ayollarda estrogenlar yetishmovchiligi menopauza davrida kuzatiladi. Bu davrda hayz ko'rish to'xtaydi, ayollarda issiqlik bosishi, uyqusizlik, kayfiyat o'zgarishi, suyaklarning mo'rtlashishi va yurak kasalliklariga moyillik ortishi mumkin. Shu sababli menopauza davrida ayrim hollarda gormonal terapiya qo'llaniladi. Erkaklarda esa yosh o'tishi bilan testosteron darajasi pasayib boradi va bu holat "andropauza" deb ataladi. Natijada kuchsizlik, jinsiy faoliyatning pasayishi, mushak massasining yo'qolishi va semirish kuzatiladi.

Jinsiy gormonlarning ta'siri faqat jinsiy organlar va reproduktiv tizim bilan cheklanmaydi. Masalan, ular asab tizimi faoliyatiga ham ta'sir ko'rsatadi. Estrogenlar xotirani mustahkamlash, o'rganish qobiliyatini oshirish va kayfiyatni yaxshilashda muhim ahamiyatga ega. Testosteron esa erkaklarda o'zini ishonchli tutish, yetakchilik, motivatsiya va jasorat kabi xatti-harakatlarga ta'sir ko'rsatadi. Shu bois gormonlar insonning ruhiy va ijtimoiy hayotida ham katta rol o'ynaydi.

Bugungi kunda jinsiy gormonlarning tibbiy va klinik ahamiyati keng o'rganilmoqda. Masalan, ayollarda gormonal muvozanatning buzilishi bepushtlik, polikistoz tuxumdon sindromi, hayz siklining buzilishi kabi muammolarni keltirib chiqaradi. Erkaklarda esa testosteron yetishmovchiligi jinsiy quvvatning pasayishi, bepushtlik va umumiy sog'liqning yomonlashishiga olib keladi. Shu sababli endokrinologiya va ginekologiya sohalarida gormonal davolash usullari keng qo'llaniladi.

Shuningdek, jinsiy gormonlar sport tibbiyotida ham katta ahamiyatga ega. Testosteronning mushak massasini oshiruvchi xususiyati tufayli ba'zi sportchilar uni suiiste'mol qiladi. Biroq bu sog'liq uchun xavf tug'diradi va rasmiy sport musobaqalarida taqiqlangan. Estrogenlar esa ayol sportchilarning mashg'ulotlarga moslashishi va tiklanish jarayonida muhim ahamiyat kasb etadi. Jinsiy gormonlar nafaqat nasl qoldirishni ta'minlaydi, balki organizmning umumiy salomatligi, psixologik holati, energiya almashinuvi va ijtimoiy faoliyatini ham tartibga soladi. Erkaklarda testosteron, ayollarda esa estrogen va progesteron asosiy rol o'ynaydi. Ularning me'yorda ishlab chiqarilishi sog'lom turmush tarzini, farovonlikni va uzoq umr ko'rishni ta'minlaydi. Shu bois jinsiy gormonlarning ahamiyatini chuqur anglash va ularni sog'lom muvozanatda saqlash inson salomatligi uchun beqiyos ahamiyat kasb etadi.

Jinsiy gormonlarning inson hayotidagi o'rni faqat biologik yoki fiziologik jarayonlar bilan cheklanib qolmaydi, balki ular jamiyatdagi ijtimoiy xatti-harakatlar, ruhiy salomatlik, oilaviy munosabatlar va hatto shaxsiy rivojlanishda ham katta ahamiyat kasb etadi. Erkak va ayollarning jinsiy gormonlari o'zaro farq qilgan holda ularning jismoniy ko'rinishi, xulqi, kayfiyati va turmush tarzini belgilaydi. Shu bois endokrinologlar, ginekologlar va androloglar jinsiy gormonlarning nafaqat fiziologik, balki psixologik va ijtimoiy jihatlariga ham katta e'tibor qaratadilar.

Erkaklarda testosteron gormoni nafaqat mushak kuchi va jinsiy faoliyatni belgilaydi, balki psixikaga ham kuchli ta'sir ko'rsatadi. Masalan, testosteron darajasi yuqori bo'lgan erkaklarda ko'proq yetakchilik, qat'iyat, riskka moyillik kuzatiladi. Biroq haddan tashqari yuqori bo'lsa, agressivlik, sabrsizlik va hatto tajovuzkorlik paydo bo'lishi mumkin. Past testosteron esa befarqlik, depressiya, o'ziga ishonchsizlik va jismoniy faoliyatning pasayishi bilan kechadi. Shu sababli erkaklarda bu gormonning muvozanatda bo'lishi ularning ruhiy barqarorligi uchun ham muhimdir.

Ayollarda esa estrogen va progesteron psixikaga juda sezilarli ta'sir ko'rsatadi. Estrogenlar kayfiyatni ko'taradi, xotirani mustahkamlaydi, asab tizimi faoliyatini yaxshilaydi. Shu sababli hayz siklining follikulyar bosqichida ayollarda ko'proq energiya, quvnoqlik va ijodkorlik kuzatiladi. Progesteron esa aksincha, tinchlantiruvchi ta'sir ko'rsatadi, uyquni yaxshilaydi, asabiylikni kamaytiradi. Biroq bu gormonning ko'pligi kayfiyatning tushib ketishiga, loqaydlikka sabab bo'lishi ham mumkin. Shuning uchun ayollar hayz sikli davomida gormonal o‘zgarishlarga mos ravishda turli psixologik holatlarni boshdan kechiradilar.

Homiladorlik davrida estrogen va progesteron darajasi keskin ortadi. Estrogen homilaning normal rivojlanishini ta’minlaydi, bachadon qon tomirlarini kengaytiradi va plasenta faoliyatini qo‘llab-quvvatlaydi. Progesteron esa bachadon mushaklarini bo‘shashtiradi, homilani saqlab qoladi va onaning immun tizimini moslashtiradi. Shu bilan birga, bu gormonlar homilador ayollarning kayfiyatiga ham kuchli ta’sir ko‘rsatadi: ba’zilarida beqiyos quvonch va mehribonlik kuchaysa, boshqalarda esa asabiylik, yig‘loqilik yoki xavotirlik ortadi.

Jinsiy gormonlarning sog‘liqdagi o‘rni ham juda keng. Masalan, ayollarda estrogen suyaklarni mustahkamlaydi. Shu bois menopauzadan keyin estrogen darajasi pasayganda suyaklar mo‘rtlashadi va osteoporoz kasalligi keng tarqaladi. Erkaklarda testosteron mushak massasini va suyak mustahkamligini saqlab turadi. Testosteron yetishmovchiligi suyaklarning sinuvchanligini oshiradi, bu esa yosh o‘tgan sari katta xavf tug‘diradi.

Metabolizm jarayonlarida ham jinsiy gormonlarning ahamiyati beqiyosdir. Estrogenlar yog'larning ayollarga xos joylarda – son, kest va ko'krak sohalarida to'planishini boshqaradi. Bu esa homiladorlik paytida energiya zaxirasi sifatida xizmat qiladi. Testosteron esa yog'larning kamayishini va mushak massasining ko'payishini ta'minlaydi. Shu bois erkaklarda yog' kamroq, mushaklar esa ko'proq rivojlangan bo'ladi. Ammo bu gormonlar muvozanati buzilganda semirish, qandli diabet, yurak-qon tomir kasalliklari rivojlanish xavfi ortadi.

Jinsiy gormonlarning bepushtlik bilan bog'liq masalalarda ham roli katta. Ayollarda estrogen va progesteron darajasining buzilishi hayz siklining notekis bo'lishiga, ovulyatsiyaning to'xtashiga yoki bachadon shilliq qavatining homila uchun tayyor bo'lmasligiga olib keladi. Erkaklarda esa past testosteron spermatozoidlar miqdori va sifatining keskin kamayishiga sabab bo'ladi. Shu sababli bugungi kunda gormonal tekshiruvlar bepushtlikni aniqlash va davolashning ajralmas qismi hisoblanadi.

Jinsiy gormonlarning klinik qo'llanilishi ham keng tarqalgan. Masalan, ayollarda gormonal kontratseptsiya usullari estrogen va progesteron kombinatsiyalariga asoslangan bo'lib, ular ovulyatsiyani to'xtatadi va homiladorlikning oldini oladi. Menopauza davrida esa gormonal terapiya estrogen yetishmovchiligi tufayli yuzaga keladigan alomatlarni yengillashtirish uchun qo'llaniladi. Erkaklarda esa testosteron yetishmovchiligi kuzatilganda gormonal terapiya qo'llanilib, hayot sifatini yaxshilash va sog'liqni tiklashga yordam beradi.

Shuningdek, jinsiy gormonlar ayrim kasalliklarni davolashda ham ishlatiladi. Masalan, estrogenlar osteoporozning oldini olishda, ayrim yurak-qon tomir kasalliklarida va hatto teri kasalliklarida ham foydali hisoblanadi. Progesteron esa homiladorlikni saqlab qolishda keng qo'llaniladi. Testosteron esa ba'zi anemiya, mushak distrofiyasi va endokrin kasalliklarda qo'llanilishi mumkin. Biroq bunday davolash doimo shifokor nazorati ostida olib borilishi lozim, chunki noto'g'ri qo'llanish salbiy oqibatlarga olib kelishi mumkin.

Zamonaviy ilm-fanda jinsiy gormonlarning ta'siri haqida yangi ma'lumotlar tobora ortib bormoqda. Masalan, ular miyaning neyroplastikligiga, yangi neyronlarning hosil bo'lishiga ham ta'sir qiladi. Estrogenlar miya hujayralarini oksidlovchi stressdan himoya qiladi, Altsgeymer kasalligini kechiktirishi mumkinligi haqida tadqiqotlar mavjud. Testosteron esa erkaklarda kognitiv qobiliyatlarni qo'llab-quvvatlashi va demensiyaning oldini olishi mumkinligi o'rganilmoqda.

Jinsiy gormonlarning ijtimoiy hayotdagi ahamiyati ham juda katta. Ularning darajasi odamlarning jozibadorligi, o'ziga bo'lgan ishonchi va jamiyatdagi mavqeini ham belgilashi mumkin. Masalan, ayollarda yuqori estrogen darajasi yuz terisini silliq va jozibador qiladi, bu esa evolyutsion nuqtai nazardan ham sherik tanlashda muhim rol o'ynaydi. Erkaklarda esa testosteronning normal darajasi mushaklar va suyaklarning rivojlanganligi bilan bog'liq bo'lib, bu ham jozibadorlikka ta'sir ko'rsatadi.

Shunday qilib, jinsiy gormonlar organizmning turli tizimlari faoliyatida markaziy o'ringa ega. Erkaklarda testosteron, ayollarda esa estrogen va progesteron asosiy rolni o'ynaydi. Bu gormonlar nafaqat jinsiy rivojlanish va nasl qoldirish jarayonlarini, balki metabolizm, asab tizimi, yurak-qon tomir faoliyati, suyak va mushak salomatligini ham boshqaradi. Ularning yetishmovchiligi yoki ortiqchaligi turli kasalliklar, psixologik muammolar va hayot sifatining yomonlashishiga olib keladi.

Xulosa qilib aytganda, jinsiy gormonlarning ahamiyatini faqat biologik jarayonlar bilan cheklab bo'lmaydi. Ular insonning ruhiy holati, ijtimoiy faoliyati, oilaviy hayoti va hatto uzoq umr ko'rishida ham katta o'rin tutadi. Shu sababli jinsiy gormonlar muvozanatini asrash, sog'lom turmush tarziga rioya qilish va zarurat tug'ilganda mutaxassis shifokorlarga murojaat qilish inson hayotini yanada sog'lom va baxtli qiladi.

8-mavzu. Stress gormonlari va ularning fiziologik hamda psixologik ta'siri

Stress inson hayotida eng ko'p uchraydigan holatlardan biridir. Inson organizmi tashqi va ichki muhitdagi turli ta'sirlarga moslashishi kerak bo'ladi, ammo kuchli yoki kutilmagan ta'sirlar organizmda stress deb ataladigan maxsus javob reaksiyasini yuzaga keltiradi. Stress paytida eng avvalo markaziy nerv tizimi faollashadi, keyin esa endokrin tizim ishga tushadi. Aynan shu vaqtda stress gormonlari ajraladi va ular organizmni muayyan vaziyatga moslashtiradi. Stress gormonlari orasida eng muhimlari kortizol, adrenalin, noradrenalin va kortikosteron hisoblanadi. Bu gormonlar turli bezlardan ajraladi va ularning har biri o'ziga xos ta'sir kuchiga ega bo'ladi.

Stress gormonlaridan biri buyrak usti bezlaridan ajraladigan adrenalin hisoblanadi. Adrenalin odatda "jang yoki qochish" gormoni sifatida tanilgan. U organizmni keskin vaziyatlarga tezkor javob qaytarishga tayyorlaydi.

Adrenalin yurak urishini tezlashtiradi, qon bosimini ko'taradi, nafas olishni kuchaytiradi va mushaklarga ko'proq kislorod yetkazadi. Shu bilan birga, jigar hujayralaridan glyukozaning qonga chiqarilishini rag'batlantiradi, natijada mushaklar tezkor energiya oladi. Masalan, odam to'satdan xavfli hayvonni ko'rsa, adrenalinning keskin ko'payishi uning tezroq yugurib qochishiga yoki o'zini himoya qilishiga imkon yaratadi.

Noradrenalin esa adrenalinning "yaqin qarindoshi" bo'lib, u ham buyrak usti bezlaridan va nerv uchlaridan ajraladi. Noradrenalin qon tomirlarni toraytiradi va qon bosimini oshiradi. Bundan tashqari, u diqqatni jamlash, tezkor qaror qabul qilish va hushyorlikni kuchaytirishda muhim ahamiyatga ega. Shu bois noradrenalin ko'pincha odamning stress holatida e'tiborini xavf manbaiga qaratadi va vaziyatni tezda tahlil qilishga yordam beradi.

Kortizol esa "asosiy stress gormoni" sifatida tanilgan bo'lib, uning ta'siri biroz boshqacharoq. U buyrak usti bezlarining po'stloq qismidan ajraladi va stress holati biroz uzoq davom etganda asosiy boshqaruvchi bo'lib xizmat qiladi. Kortizolning vazifasi organizmni uzoq muddatli stressga moslashtirishdan iborat. U qondagi glyukozani ko'paytiradi, immun tizimi faoliyatini vaqtincha susaytiradi, yallig'lanish jarayonlarini kamaytiradi va oqsillarni parchalanishga undaydi. Shu orqali organizmda zarur energiya manbai hosil bo'ladi. Masalan, odam imtihonga tayyorlanayotganda yoki katta mas'uliyatli ishni bajarayotganda kortizol darajasi oshadi va u hushyorlik, diqqat hamda faoliyatni kuchaytiradi.

Stress gormonlarining ta'siri doim ham salbiy emas. Aksincha, ular qisqa muddatli holatlarda hayotni saqlab qolishda muhim ahamiyatga ega. Adrenalin va noradrenalin tufayli odam xavfli vaziyatdan tez qutulishi mumkin, kortizol esa uzoq muddatli zo'riqishda organizmni qo'llab-quvvatlaydi. Ammo stress gormonlari me'yordan ortiq ishlab chiqarilsa yoki ularning darajasi surunkali yuqori bo'lsa, salbiy oqibatlar paydo bo'ladi. Masalan, surunkali kortizol ko'payishi semirish, qandli diabet, immunitetning pasayishi, yurak-qon tomir kasalliklari va hatto ruhiy tushkunlikka olib kelishi mumkin.

Stress gormonlarining psixologik ta'siri ham nihoyatda muhimdir. Adrenalin va noradrenalin hissiyotlarni keskinlashtiradi, qo'rquv, xavotir, hayajon kabi holatlarni kuchaytiradi. Kortizol esa uzoq muddat davom etsa, kayfiyatni pasaytiradi va depressiya alomatlarini keltirib chiqaradi. Shu sababli stress faqat jismoniy emas, balki ruhiy salomatlikka ham bevosita ta'sir ko'rsatadi. Masalan, doimiy ish bosimi ostida bo'lgan insonlarda kortizol darajasi yuqori bo'lib qoladi va bu ularning doimiy tashvishlanishi, uyqusizlik va ruhiy charchashiga sabab bo'ladi.

Shuningdek, stress gormonlari organizmning turli tizimlariga ham ta'sir qiladi. Yurak-qon tomir tizimida yurak urishi tezlashadi, qon bosimi oshadi. Nafas olish tizimida kislorod yetkazilishi ortadi, ammo uzoq davom etsa, nafas olish organlari ortiqcha zo'riqadi. Ovqat hazm qilish tizimida stress gormonlari qon oqimini kamaytiradi, natijada ovqat hazm bo'lishi sekinlashadi va turli oshqozon-ichak kasalliklari yuzaga keladi. Immun tizimi esa kortizol ta'sirida zaiflashadi, shuning uchun odamlar stressli davrlarda ko'proq shamollash yoki yuqumli kasalliklarga moyil bo'lib qoladilar.

Stress gormonlarining bolalar va o‘smirlar rivojlanishidagi o‘rni ham alohida ahamiyatga ega. Kichik yoshdagi bolalarda stress gormonlarining ko‘payishi ularning asab tizimi rivojiga salbiy ta’sir ko‘rsatishi mumkin. O‘smirlik davrida esa kortizolning yuqoriligi ruhiy barqarorlikka, o‘ziga ishonch va ijtimoiy munosabatlarga ta’sir etadi. Shu sababli bolalar va o‘smirlarning sog‘lom ruhiy muhitda yashashi, ortiqcha stressdan himoya qilinishi juda muhimdir.

Zamonaviy tadqiqotlarda stress gormonlarining inson xotirasi va kognitiv jarayonlariga ham ta’siri o‘rganilgan. Ma’lum bo‘lishicha, qisqa muddatli adrenalin va kortizolning oshishi xotirani kuchaytiradi, diqqatni oshiradi va o‘rganish jarayoniga yordam beradi. Ammo surunkali holatda ular aks ta’sir ko‘rsatadi, xotira yomonlashadi, diqqat tarqoq bo‘lib qoladi. Masalan, imtihon oldidan qisqa muddatli stress o‘quvchiga yordam berishi mumkin, ammo uzoq davom etadigan doimiy xavotir natijalarga salbiy ta’sir ko‘rsatadi.

Xulosa qilib aytganda, stress gormonlari inson organizmini keskin vaziyatlarga moslashtirishda muhim biologik mexanizmdir. Ular qisqa muddatli stressda hayotiy zaruratdir, ammo ularning uzoq muddatli yuqori darajasi turli kasalliklar va ruhiy muammolarni keltirib chiqaradi. Shuning uchun stressni boshqarish, dam olish, sport bilan shug'ullanish va sog'lom turmush tarziga amal qilish stress gormonlarining muvozanatda bo'lishiga yordam beradi va inson salomatligini asraydi.

Stress gormonlari inson organizmining biologik moslashuv tizimida markaziy o'rin egallaydi. Ularning fiziologik va psixologik ta'siri organizmni bir tomondan himoya qilsa, ikkinchi tomondan surunkali yoki haddan tashqari ko'payganda turli kasalliklar manbai ham bo'lishi mumkin. Shu bois stress gormonlarining ikkinchi tomoni – ularning uzoq muddatli ta'siri va inson hayotidagi oqibatlari alohida e'tiborga loyiqdir.

Kortizol, adrenalin va noradrenalinning ortiqcha ishlab chiqarilishi yurak-qon tomir tizimiga kuchli bosim beradi. Yurak tez urib turishi, qon bosimining yuqoriligi, tomirlarning doimiy torayishi natijasida gipertoniya rivojlanadi. Uzoq muddatli gipertoniya esa yurakning chap qorinchasi devorini qalinlashtiradi, bu yurak yetishmovchiligiga olib kelishi mumkin. Qolaversa, stress gormonlari qonda yog‘lar miqdorini oshiradi, bu esa aterosklerozni tezlashtiradi. Natijada yurak xuruji va insult xavfi keskin ortadi.

Ovqat hazm qilish tizimi ham stress gormonlaridan bevosita zarar ko‘radi. Kortizolning ortishi ovqat hazm qilish organlarida qon aylanishini pasaytiradi. Natijada oshqozon shilliq qavati yupqalashadi va yara kasalliklari rivojlanishi mumkin. Shuningdek, surunkali stress oshqozon kislotasi sekretsiyasini ko‘paytirib, reflyuks kasalligi va gastritga sabab bo‘ladi. Ba’zi odamlar stress davrida ishtaha yo‘qotadi, boshqalarda esa aksincha, ortiqcha ovqat iste’mol qilish holati paydo bo‘ladi. Buning sababi kortizol va boshqa stress gormonlarining ishtaha bilan bog‘liq markazlarga ta’sir qilishi bilan izohlanadi.

Stress gormonlari metabolizm jarayonlarini ham tubdan o‘zgartiradi. Kortizol oqsillarni parchalanishga undab, mushak massasining kamayishiga olib keladi. Bu jarayon uzoq davom etsa, odam kuchsizlanadi, jismoniy faoliyat pasayadi va hatto osteoporoz rivojlanishi mumkin. Shu bilan birga, kortizol yog‘larning qorin sohasida to'planishini kuchaytiradi. Shuning uchun stressga duch keladigan odamlarda "markaziy semirish" ya'ni qorin sohasining kattalashishi ko'proq kuzatiladi. Bu holat o'z navbatida qandli diabet va yurak-qon tomir kasalliklari xavfini oshiradi.

Immun tizimi ham stress gormonlari ta'siridan chetda qolmaydi. Kortizol immun hujayralarning faoliyatini pasaytiradi, yallig'lanish jarayonlarini sekinlashtiradi. Qisqa muddatda bu foydali bo'lishi mumkin, masalan, allergik reaksiya yoki ortiqcha yallig'lanishni nazorat qilishda. Ammo uzoq muddatli holatda immun tizim zaiflashib, odam tez-tez shamollaydi, turli yuqumli kasalliklarga moyilligi ortadi. Bundan tashqari, immunitetning susayishi saraton kasalliklari xavfini ham oshirishi mumkinligi haqida ilmiy tadqiqotlar mavjud.

Stress gormonlarining psixologik ta'siri ko'pincha kundalik hayotda seziladi. Qisqa muddatli adrenalin va kortizol kayfiyatni ko'tarishi, hushyorlikni kuchaytirishi mumkin. Ammo ular surunkali ko'payganida depressiya, xavotir va uyqusizlik kabi ruhiy kasalliklar yuzaga keladi. Masalan, yuqori kortizol darajasi kechki va tungi uyquni buzadi, insonning tinchlanishini qiyinlashtiradi. Uyqusizlik esa o'z navbatida stressni yanada kuchaytirib, "yomon aylana" hosil qiladi.

Stress gormonlari shaxsning xulq-atvoriga ham ta'sir qiladi. Adrenalinning doimiy yuqoriligi odamni asabiy, sabrsiz va tez jahli chiqadigan qiladi. Noradrenalinning notekis ishlab chiqarilishi esa diqqat tarqoqligiga, o'zini nazorat qilishda qiyinchiliklarga olib keladi. Kortizolning yuqori bo'lishi esa o'ziga ishonchsizlik, befarqlik va ruhiy tushkunlikni kuchaytiradi. Shu bois psixologlar surunkali stressni nafaqat tibbiy, balki ijtimoiy muammo sifatida ham ko'radilar.

Bolalar va o'smirlar organizmida stress gormonlarining yuqori bo'lishi yanada xavfli. Chunki ularning nerv tizimi hali shakllanish jarayonida bo'ladi. Tadqiqotlarga ko'ra, bolalik davrida kuchli stressga duch kelgan insonlarda keyinchalik xavotirli buzilishlar, depressiya va hatto giyohvandlikka moyillik ko'proq kuzatiladi. O'smirlikda esa stress gormonlari gormonal o'zgarishlarga qo'shilib, kayfiyat o'zgarishlari, o'ziga baho berishda muammolar va ijtimoiy moslashishda qiyinchiliklarni yuzaga keltiradi.

Stress gormonlarining foydali jihatlari ham mavjud. Ular qisqa muddatda organizmni maksimal darajada faollashtirib, zarur qaror qabul qilishga yordam beradi. Masalan, sportchilar musobaqa oldidan kuchli stress his qiladilar, ammo bu ularga maksimal natija ko‘rsatishda yordam beradi. Talabalarda ham imtihon oldidan ozgina stress ularni hushyor qiladi va bilimlarni eslab qolishga yordam beradi. Biroq bu faqat qisqa muddatli va nazorat ostidagi stressda sodir bo‘ladi.

Bugungi kunda stress gormonlari darajasini nazorat qilish va kamaytirishning turli usullari ishlab chiqilgan. Masalan, muntazam jismoniy mashqlar kortizol darajasini pasaytiradi, adrenalin va noradrenalinni me’yorda ushlab turadi. Meditatsiya, yoga, nafas olish mashqlari ham stress gormonlarini kamaytirishga yordam beradi. Tabiatda sayr qilish, ijobiy hissiyotlar, musiqa tinglash va yaqinlar bilan muloqot qilish ham stressni yengishda foydalidir. Bundan tashqari, uyqu rejimiga amal qilish, to‘g‘ri ovqatlanish va kofein iste’molini cheklash ham gormonlarning muvozanatini saqlashda muhimdir.

Tibbiyotda stress bilan bog'liq buzilishlarni davolashda dorilar ham qo'llaniladi. Masalan, antidepressantlar va anksiolitiklar ruhiy holatni barqarorlashtiradi, ammo ular stress gormonlarini to'g'ridan-to'g'ri kamaytirmaydi. Ayrim hollarda shifokorlar buyrak usti bezlari faoliyatini tekshirib, kortizolni tartibga soluvchi dorilarni qo'llashlari mumkin. Ammo asosiy e'tibor doimo turmush tarzini sog'lomlashtirish va stressni tabiiy yo'llar bilan boshqarishga qaratiladi.

Xulosa qilib aytganda, stress gormonlari inson hayotida ikki tomonlama rol o'ynaydi. Ular qisqa muddatli vaziyatlarda hayotni saqlab qoladi, hushyorlikni oshiradi va energiya beradi. Ammo ularning surunkali yuqoriligi ko'plab kasalliklar, ruhiy buzilishlar va hayot sifatining yomonlashishiga olib keladi. Shuning uchun stress gormonlarini boshqarish har bir insonning salomatligi uchun muhim vazifadir. Sog'lom turmush tarzi, muntazam jismoniy mashqlar, ijobiy psixologik muhit va dam olish stress gormonlari muvozanatini saqlashning eng samarali usullaridir. Insonning stressga munosabatini o'zgartirishi, unga to'g'ri yondashishi nafaqat kasalliklardan himoya qiladi, balki uzoq va baxtli hayot kechirishga yordam beradi.

9-mavzu. Gormonlar sekretsiyasi va ularni tartibga soluvchi mexanizmlar

Gormonlar sekretsiyasi inson organizmida murakkab va nozik boshqaruv tizimi orqali amalga oshadi. Har bir endokrin bez o‘ziga xos gormon ishlab chiqaradi va ularning ta’siri butun organizm faoliyatiga yoyiladi. Gormonlar sekretsiyasi oddiy jarayon emas, balki ko‘p bosqichli mexanizmlardan tashkil topgan bo‘lib, bunda nerv tizimi, boshqa gormonlar va tashqi muhit omillari o‘zaro chambarchas bog‘liq holda ishlaydi. Inson tanasida gormonlar ishlab chiqarilishi doimiy bo‘lishi bilan birga, ular sutkalik ritmga, ovqatlanish rejimiga, ruhiy holatga va atrof-muhit omillariga qarab o‘zgarib turadi.

Gormonlar sekretsiyasi jarayonida gipotalamus va gipofizning o‘rni beqiyosdir. Gipotalamus markaziy nerv tizimi bilan endokrin tizimni bog‘lovchi boshqaruv markazi hisoblanadi. U “releasing factors” yoki gormon chiqaruvchi peptidlar ishlab chiqaradi. Masalan, tireoliberin qalqonsimon bez faoliyatini, kortikoliberin esa buyrak usti bezi faoliyatini rag'batlantiradi. Gipofiz esa ushbu signalni qabul qilib, tegishli bezga ta'sir etuvchi tropik gormonlarni chiqaradi. Bu jarayon orqali gormonlar ishlab chiqarilishi qat'iy nazorat qilinadi.

Masalan, qalqonsimon bez gormonlari sekretsiyasini olaylik. Gipotalamus tireoliberin chiqaradi, u gipofizning old qismiga ta'sir qilib, tireotrop gormon ajralishini ta'minlaydi. Tireotrop gormon esa qalqonsimon bezga ta'sir etib, tiroksin va triyodtironin ishlab chiqarilishini rag'batlantiradi. Qalqonsimon bez gormonlari qonda yetarlicha ko'payganda esa gipofiz va gipotalamusga tormozlovchi signal yuboriladi va gormon sekretsiyasi kamayadi. Bu jarayon "salbiy teskari aloqa" prinsipi asosida ishlaydi va endokrin tizimning eng muhim mexanizmlaridan biridir.

Gormonlar sekretsiyasida ham ijobiy, ham salbiy teskari aloqa mexanizmlari mavjud. Salbiy teskari aloqa eng ko'p uchraydi, chunki u organizmda gormonlarning ortiqcha yoki yetishmasligining oldini oladi. Masalan, insulin va glyukagonning qonda glyukoza darajasini boshqarishi salbiy teskari aloqaga misol bo'la oladi. Glyukoza ko'tarilganda insulin ajraladi, glyukoza kamayganda esa glyukagon chiqariladi. Ijobiy teskari aloqa esa kamroq uchraydi, ammo muhim fiziologik jarayonlarda ko'rinadi. Masalan, tug'ruq jarayonida gipofizdan oksitotsin ajralishi bachadon qisqarishini kuchaytiradi, bu esa yana ko'proq oksitotsin chiqarilishiga olib keladi.

Gormonlar sekretsiyasi nerv tizimi orqali ham tartibga solinadi. Simpatik nerv tizimi faollashganda buyrak usti bezi medullasidan adrenalin va noradrenalin chiqariladi. Bu gormonlar "jang yoki qochish" reaksiyasini ta'minlaydi, yurak urishini tezlashtiradi, qon bosimini oshiradi va mushaklarga ko'proq qon oqishini ta'minlaydi. Paraspatik tizim esa ayrim gormonlarning ajralishini kamaytiradi. Masalan, parasimpatik nerv tolalari oshqozon osti bezidan insulin chiqarilishini rag'batlantiradi.

Gormonlar sekretsiyasi ko'p hollarda sirkadiyal ritmga ham bog'liq. Inson organizmida ko'plab gormonlar sutkalik ritm asosida ishlab chiqariladi. Masalan, kortizol ertalab eng yuqori darajaga yetadi va kunduzi asta-sekin kamayadi. Bu odamning uyg‘onishi, faoliyat boshlashi uchun zarur bo‘lgan energiyani ta’minlaydi. Melatonin esa aksincha, kechqurun ko‘p ishlab chiqariladi va uyqu jarayonini boshqaradi. Shuningdek, o‘sish gormoni asosan tungi uyquning chuqur bosqichida ko‘proq ajraladi.

Sekretsiya jarayoniga tashqi muhit omillari ham kuchli ta’sir qiladi. Masalan, sovuq iqlimda qalqonsimon bez gormonlari ko‘proq ishlab chiqarilib, issiqlikni ushlab turish vazifasini bajaradi. Issiq iqlimda esa ularning sekretsiyasi kamayadi. Stress paytida kortizol va adrenalin ko‘payadi. Ovqat tarkibi ham gormonlar ishlab chiqarilishiga ta’sir ko‘rsatadi. Masalan, uglevodlarga boy ovqat insulin sekretsiyasini kuchaytiradi, oqsillarga boy ovqat esa insulin bilan birga glyukagon chiqarilishiga ham olib keladi.

Gormonlarning ajralishi pulsatsion xarakterga ega bo‘lishi ham kuzatiladi. Masalan, gipotalamusdan gonadoliberin har bir 60–90 daqiqada puls tarzida ajraladi va gipofizning follikulostimulyator hamda lyuteinlovchi gormonlarini chiqarishga ta’sir qiladi. Agar gonadoliberin doimiy ravishda ajraladigan bo‘lsa, bu gormonlarning ishlab chiqarilishi to‘xtab qoladi. Demak, gormon sekretsiyasi nafaqat miqdor, balki vaqt va chastota bo‘yicha ham aniq tartibga solingan.

Endokrin tizimda gormonlar o‘zaro ta’sirlashib, sekretsiya jarayonini muvofiqlashtiradi. Masalan, insulin va glyukagon qarama-qarshi ta’sir ko‘rsatib, glyukoza muvozanatini saqlaydi. Estrogen va progesteron ham o‘zaro muvozanatda ishlaydi. Estrogen bachadon shilliq qavatini o‘stirsa, progesteron uni homiladorlikka tayyorlaydi. Agar bu muvozanat buzilsa, ayollarda ginekologik muammolar paydo bo‘lishi mumkin.

Shuningdek, organizmda gormonlarning mahalliy ta’siri ham mavjud. Ba’zi gormonlar faqat chiqarilgan joyda yoki yaqin to‘qimalarda ta’sir qiladi. Bunday moddalar parakrin yoki autokrin gormonlar deyiladi. Masalan, oshqozon osti bezida ishlab chiqariladigan somatostatin insulinni ham, glyukagonni ham tormozlaydi va faqat shu bezning o‘zida ta’sir ko‘rsatadi. Shuningdek, prostaglandinlar ham mahalliy ta’sirga ega bo‘lib, yallig‘lanish jarayonida ishtirok etadi.

Gormonlar sekretsiyasini o‘rganish nafaqat fiziologiya uchun, balki tibbiyot amaliyotida ham juda muhimdir. Chunki ko‘plab endokrin kasalliklar aynan sekretsiya jarayonining buzilishi natijasida yuzaga keladi. Masalan, gipotiroidizm qalqonsimon bez gormonlarining yetishmasligi tufayli kelib chiqadi, giperadrenalizm esa kortizolning ortiqcha ishlab chiqarilishi natijasida yuzaga keladi. Shuning uchun gormonlar sekretsiyasini tartibga soluvchi mexanizmlarni chuqur bilish kasalliklarni to‘g‘ri tashxislash va davolash imkonini beradi.

Gormonlar sekretsiyasi murakkab, ko‘p darajali boshqaruv mexanizmlari orqali amalga oshadi. Gipotalamus-gipofiz-o‘rinbosar bezlar o‘qi, nerv tizimi, tashqi muhit omillari, sutkalik ritm va o‘zaro gormonlararo aloqalar bu jarayonning asosiy mexanizmlaridir. Bu tizimning mukammalligi tufayli inson organizmi turli sharoitlarga moslasha oladi va hayotiy faoliyatini muvozanatda ushlab turadi.

Gormonlar sekretsiyasining murakkab mexanizmlarini chuqurroq o‘rganish, ularning organizm faoliyatidagi o‘rnini yanada yaxshi tushunishga yordam beradi. Sekretsiya jarayoni nafaqat gormon ishlab chiqarishdan iborat, balki uni tartibga soluvchi biologik mexanizmlar bilan chambarchas bog‘liqdir. Bu jarayonni boshqaruvchi asosiy mexanizmlar gipotalamus-gipofiz-o‘rinbosar bezlar tizimi, teskari aloqa (feedback) tizimi, nerv impulslari, tashqi muhit ta’siri va lokal (mahalliy) ta’sirlar orqali amalga oshadi.

Gipotalamus-gipofiz-o‘rinbosar bezlar tizimi sekretsiyani tartibga soluvchi eng muhim markaz hisoblanadi. Gipotalamusda maxsus neyronlar gormon chiqaruvchi peptidlar ishlab chiqaradi. Masalan, kortikoliberin buyrak usti bezining kortizol sekretsiyasini rag‘batlantiradi. Shu paytda gipofiz old qismining tropik gormonlari buyrak usti beziga signal yuboradi va kortizol ishlab chiqariladi. Qonda kortizol miqdori ma’lum darajaga yetganda, gipotalamus va gipofizga tormozlovchi signal keladi va gormon sekretsiyasi kamayadi. Bu mexanizm “salbiy teskari aloqa” deb ataladi va organizmda gormonlarning muvozanatini saqlashda markaziy rol o‘ynaydi.

Shu bilan birga, ba’zi gormonlar “ijobiy teskari aloqa” orqali ham sekretsiya jarayonini kuchaytiradi. Tug‘ruq jarayonida gipofizdan oksitotsin ajraladi va bachadon qisqarishini rag‘batlantiradi. Bachadon qisqarishi esa yana ko‘proq oksitotsin chiqarilishini keltirib chiqaradi, natijada tug‘ruq jarayoni samarali davom etadi. Bu mexanizm fiziologik jarayonlarning optimal tarzda kechishini ta’minlaydi.

Nerv tizimi gormonlar sekretsiyasini tezkor tartibga solishda muhim ahamiyatga ega. Simpatik nerv tolalari stress holatida buyrak usti bezi medullasini rag‘batlantiradi va adrenalin, noradrenalin chiqarilishiga olib keladi. Bu gormonlar yurak urishini tezlashtiradi, qon bosimini oshiradi va mushaklarga tezkor energiya yetkazadi. Paraspatik nerv tizimi esa ba’zi gormonlar sekretsiyasini tormozlaydi, masalan, parasimpatik tolalar oshqozon osti bezidan insulin chiqarilishini rag‘batlantiradi, bu esa glyukoza muvozanatini saqlashda yordam beradi.

Gormonlarning pulsatsion sekretsiyasi ham muhim mexanizm hisoblanadi. Gipotalamusdan chiqarilgan gonadoliberin har 60–90 daqiqada puls tarzida ajraladi va gipofizning follikulostimulyator hamda lyuteinlovchi gormonlarini chiqarishga ta’sir qiladi. Agar gonadoliberin doimiy ravishda ishlab chiqilsa, tropik gormonlar sekretsiyasi susayadi. Shu sababli gormonlar ajralishining pulsatsion xususiyati ularning fiziologik ta’sirini optimallashtiradi.

Sutkalik ritm (sirkadiyal ritm) ham gormonlar sekretsiyasini tartibga soluvchi muhim omil hisoblanadi. Kortizol ertalab eng yuqori darajaga yetadi, bu odamning uyg‘onishi va kunduzgi faoliyat uchun energiya tayyorlaydi. O‘sish gormoni esa asosan tungi uyquning chuqur bosqichida ko‘p ishlab chiqariladi. Melatonin esa kechqurun ko‘payadi va uyqu jarayonini boshqaradi. Shu tarzda gormonlar sekretsiyasi vaqt va muddat bo‘yicha aniq tartibga solinadi.

Tashqi muhit omillari ham gormon sekretsiyasini sezilarli darajada o‘zgartiradi. Masalan, sovuq iqlimda qalqonsimon bez gormonlari ko‘proq ishlab chiqariladi, issiq iqlimda esa kamayadi. Stress, ovqatlanish rejimi, yorug‘lik va jismoniy faollik ham gormonlar sekretsiyasiga ta’sir qiladi. Shuning uchun endokrin tizim juda moslashuvchan va tashqi sharoitlarga tezkor javob berishga qodir.

Gormonlar o‘zaro ta’sir orqali sekretsiyani ham muvofiqlashtiradi. Insulin va glyukagon qonda glyukoza miqdorini boshqaradi. Estrogen va progesteron o‘zaro muvozanatda bo‘lib, ayol reproduktiv tizimini boshqaradi. Shuningdek, lokal gormonlar (parakrin va autokrin) o‘z to‘qimalarida mahalliy sekretsiyani tartibga soladi. Masalan, somatostatin oshqozon osti bezida insulin va glyukagon ishlab chiqarilishini tormozlaydi, prostaglandinlar yallig‘lanish jarayonlarini boshqaradi.

Sekretsiya jarayonining buzilishi turli endokrin kasalliklarni keltirib chiqaradi. Gipotiroidizm qalqonsimon bez gormonlarining yetishmasligi tufayli yuzaga keladi. Gipertiroidizm esa ortiqcha gormon ishlab chiqarish natijasida organizm faoliyatini buzadi. Buyrak usti bezi gormonlarining ortiqcha sekretsiyasi Cushing sindromiga olib keladi, yetishmovchilik esa Addison kasalligini keltirib chiqaradi. Shu sababli gormon sekretsiyasini nazorat qilish tibbiyotda juda muhim ahamiyatga ega. Shuningdek, gormonlarning fiziologik ta'sirini aniqlash va sekretsiya mexanizmlarini tushunish reproduktiv salomatlik, metabolik jarayonlar, immunitet va psixologik barqarorlikni saqlashda ham muhimdir. Masalan, stress gormonlarining tartibga solinishi, insulin va glyukagonning muvozanati, reproduktiv gormonlarning pulsatsion ajralishi – bularning barchasi organizmning barqaror ishlashini ta'minlaydi.

Xulosa qilib aytganda, gormonlar sekretsiyasi murakkab, ko'p darajali va nozik boshqaruv mexanizmlari orqali amalga oshadi. Gipotalamus-gipofiz-o'rinbosar bezlar tizimi, teskari aloqa mexanizmlari, nerv impulslari, sirkadiyal ritm, tashqi muhit va gormonlarning o'zaro ta'siri bu jarayonni mukammal qiladi. Ushbu mexanizmlar tufayli inson organizmi turli sharoitlarga moslasha oladi, hayotiy faoliyatini muvozanatda ushlab turadi va salomatligini saqlaydi. Gormon sekretsiyasining bu murakkab mexanizmlarini tushunish endokrinologiya, fiziologiya va tibbiyotda asosiy ahamiyatga ega bo‘lib, kasalliklarni oldini olish va davolash imkonini beradi.

10-mavzu. Gormonal muvozanat buzilishlari va ularning oldini olish yo'llari

Gormonal muvozanat inson organizmining sog'lom faoliyatini ta'minlovchi asosiy omillardan biridir. Endokrin tizim gormonlar yordamida turli organ va tizimlar faoliyatini muvofiqlashtiradi. Gormonal muvozanat buzilishi esa turli kasalliklar, metabolik va psixologik buzilishlarni keltirib chiqaradi. Bu holat inson hayot sifatiga sezilarli ta'sir qiladi va ko'pincha surunkali kasalliklarning kelib chiqishida asosiy omil hisoblanadi.

Gormonal muvozanat buzilishining asosiy sabablari ichki va tashqi omillarga bog'liq. Ichki omillar qatoriga endokrin bezlarning patologiyasi, genetik predispozitsiyalar, gormon ishlab chiqaruvchi hujayralarning yetishmovchiligi yoki ortiqcha faoliyati kiradi. Masalan, qalqonsimon bez gormonlarining yetishmasligi gipotiroidizmga olib keladi, ortiqcha ishlab chiqarilishi esa gipertiroidizmni keltirib chiqaradi. Buyrak usti bezlari bilan bog'liq muammolar kortizol va adrenalin ortiqcha ishlab chiqarilishiga olib keladi va Cushing sindromi yoki stressga bog'liq buzilishlarni yuzaga keltiradi.

Tashqi omillar orasida stress, noto'g'ri ovqatlanish, toksik moddalarga ta'sir, jismoniy faoliyatning yetishmasligi yoki ortiqchaligi, uyquning yetishmasligi va ekologik sharoitlar gormonal muvozanatni buzadi. Masalan, surunkali stress kortizol va adrenalin darajasini doimiy yuqori darajada ushlab turadi, bu esa immun tizimining zaiflashishiga, yurak-qon tomir tizimi va metabolizmning buzilishiga olib keladi. Shuningdek, noto'g'ri ovqatlanish va yuqori kaloriyali, shakar va yog'ga boy dietalar insulin va glyukagon tizimining muvozanatini buzadi va semirish, qandli diabet rivojlanishiga sabab bo'ladi.

Gormonal muvozanat buzilishi erkak va ayol organizmida turlicha kechadi. Ayollarda reproduktiv gormonlar – estrogen va progesteron muvozanatining buzilishi hayz siklining buzilishi, menopauza alomatlari, suvsizlik va teri muammolari kabi holatlarga olib keladi. Erkaklarda testosteron darajasining pasayishi mushak massasi va jismoniy kuchning kamayishi, ruhiy holatning pasayishi va jinsiy faoliyatning pasayishi bilan bog'liq. Shu sababli gormonal muvozanatni saqlash jinsiy, reproduktiv va umumiy sog'liq uchun muhim hisoblanadi.

Gormonal muvozanat buzilishining fiziologik oqibatlari keng ko'lamli bo'lib, ular metabolizm, immun tizimi, yurak-qon tomir tizimi va asab tizimini o'z ichiga oladi. Masalan, insulin muvozanati buzilganda glyukoza darajasi nazoratdan chiqadi, bu qandli diabet va semirishga olib keladi. Qalqonsimon bez gormonlari yetishmovchiligi metabolizmni sekinlashtiradi, charchash, sovuqqa sezgirlik va teri qurishi kabi belgilarni yuzaga chiqaradi. Kortizol ortiqcha ishlab chiqarilishi esa yurak-qon tomir kasalliklari, immunitet pasayishi va surunkali stressni kuchaytiradi.

Psixologik oqibatlari ham katta ahamiyatga ega. Gormonal muvozanat buzilishi kayfiyatning o'zgarishi, depressiya, asabiylashish, uyqusizlik va diqqatni jamlashda qiyinchiliklarni keltirib chiqaradi. Masalan, ayollarda menopauza davrida estrogen darajasining pasayishi kayfiyatni buzadi, irritabellik va uyqusizlik alomatlarini yuzaga keltiradi. Erkaklarda testosteron yetishmasligi ruhiy tushkunlik va ijtimoiy faollikning pasayishiga olib keladi.

Gormonal muvozanatni saqlashning oldini olish choralari ikki asosiy yo‘nalishga ega: profilaktik va terapiya. Profilaktik choralar orasida sog‘lom turmush tarzi, muntazam jismoniy faoliyat, to‘g‘ri ovqatlanish, uyquni tartibga solish, stressni boshqarish va toksik moddalardan uzoq turish kiradi. Masalan, kuniga kamida 30 daqiqa yurish, yugurish yoki boshqa jismoniy faoliyat kortizol darajasini me’yorda ushlab turadi, insulin sezgirligini oshiradi va gormonal muvozanatni qo‘llab-quvvatlaydi.

Ovqatlanish muvozanati ham gormonal tizim uchun juda muhim. Balanslangan dieta oqsillar, yog‘lar va uglevodlar muvozanatiga asoslangan bo‘lishi kerak. Shuningdek, vitaminlar va minerallar, xususan, D vitamini, magniy, sink va selen endokrin bezlar faoliyati uchun zarur. Misol uchun, D vitamini insulin va paratireoid gormonlar faoliyatini qo‘llab-quvvatlaydi, kaltsiy esa qalqonsimon va paratireoid bezlar ishida muhim rol o‘ynaydi.

Stressni boshqarish ham gormonal muvozanatni saqlashda muhim. Meditatsiya, yoga, chuqur nafas olish mashqlari, tabiatda sayr qilish va ijobiy hissiyotlarni oshirish kortizol va adrenalin darajasini me'yorda ushlab turadi. Shu bilan birga, ijtimoiy muhit va yaqinlar bilan muloqot qilish ruhiy barqarorlikni saqlaydi va reproduktiv gormonlar muvozanatiga ijobiy ta'sir qiladi.

Uyqu rejimiga e'tibor qaratish ham muhim. O'rta yoshdagi insonlar uchun 7–8 soat uyqu yetarli hisoblanadi. Uyqu yetishmasligi kortizol darajasini oshiradi, insulin sezgirligini pasaytiradi va reproduktiv gormonlarni tartibsizlashtiradi. Shu bois uyqu gigiyenasi – gormonal muvozanatni saqlashning asosiy omili hisoblanadi.

Tibbiy profilaktik choralar ham mavjud. Endokrin tizim muammolari bo'lgan odamlar muntazam shifokor ko'rigidan o'tishi, gormonlar darajasini tekshirib turishi va zarur bo'lsa dori vositalari bilan muvozanatni tiklashi kerak. Masalan, qalqonsimon bez gormonlari yetishmovchiligi bo'lsa, tiroksin preparatlari buyuriladi; estrogen yetishmasligi bo‘lsa, gormonal terapiya ko‘rsatiladi.

Shu tarzda, gormonal muvozanatni saqlash kompleks yondashuvni talab qiladi. Bu turmush tarzi, ovqatlanish, jismoniy faoliyat, stressni boshqarish, uyqu va tibbiy nazoratni o‘z ichiga oladi. Ushbu choralar organizmni endokrin muvozanatni saqlashga, kasalliklarni oldini olishga va hayot sifatini yaxshilashga yordam beradi.

Gormonal muvozanatni tiklash va buzilishlarning oldini olish jarayoni kompleks yondashuvni talab qiladi. Bu jarayonda asosiy e’tibor endokrin tizimni qo‘llab-quvvatlashga, surunkali omillarni bartaraf etishga va hayot tarzini sog‘lomlashtirishga qaratiladi. Buning natijasida organizm o‘z-o‘zini tartibga soladi va gormonal muvozanatni saqlash imkoniyatini oladi.

Birinchi navbatda turmush tarzi va ovqatlanish muhim rol o‘ynaydi. Sog‘lom dieta endokrin tizimga bevosita ta’sir qiladi. Oqsil, yog‘ va uglevodlarning balanslangan iste’moli, vitamin va minerallarga boy ovqatlar gormonal sekretsiyani normallashtiradi. Masalan, D vitamini va kaltsiy qalqonsimon va paratireoid bez faoliyatini qo'llab-quvvatlaydi, magniy va sink esa kortizol va insulin muvozanatiga yordam beradi. Shuningdek, omega-3 yog' kislotalari yallig'lanishni kamaytiradi va reproduktiv gormonlar faoliyatini yaxshilaydi. Noto'g'ri ovqatlanish, yuqori shakarli va yog'li mahsulotlar esa insulin sezgirligini pasaytiradi va semirish hamda metabolik buzilishlar xavfini oshiradi.

Jismoniy faoliyat gormonal muvozanatni tiklashda yana bir muhim omil hisoblanadi. Muntazam aerobik mashqlar kortizol darajasini me'yorda ushlab turadi, insulin sezgirligini oshiradi va estrogen hamda testosteron ishlab chiqarilishini rag'batlantiradi. Kuch ishlatish mashqlari mushak massasini oshiradi, testosteron ishlab chiqarilishini rag'batlantiradi va metabolizmni tezlashtiradi. Shu bilan birga, mashqlar endorfin ishlab chiqarilishini kuchaytiradi, bu ruhiy holatni barqarorlashtiradi va surunkali stress ta'sirini kamaytiradi.

Stressni boshqarish gormonal muvozanatni saqlash va tiklashning asosiy yo'llaridan biridir. Meditatsiya, yoga, chuqur nafas olish mashqlari, tabiatda sayr qilish va ijobiy hissiyotlarni oshirish kortizol va adrenalin darajasini pasaytiradi. Surunkali stressni kamaytirish reproduktiv, metabolik va asab tizimining gormonal muvozanatini normallashtiradi. Psixologik maslahatlar, qo'llab-quvvatlovchi guruhlar va ijtimoiy faoliyat ham ruhiy barqarorlikni ta'minlab, gormonlarning me'yorda ishlashini rag'batlantiradi.

Uyqu tartibi ham muhim omil bo'lib, yetarli va sifatli uyqu kortizol darajasini pasaytiradi, o'sish gormoni va melatoninning optimal ishlab chiqarilishini ta'minlaydi. Uyqu yetishmasligi gormonal muvozanatni buzadi, insulin sezgirligini pasaytiradi va stress gormonlarini oshiradi. Shuning uchun uyqu gigiyenasi – gormonal muvozanatni tiklash va saqlashning ajralmas qismi hisoblanadi.

Tibbiy yondashuvlar ham katta ahamiyatga ega. Endokrin tizim bilan bog'liq buzilishlarda gormon preparatlari qo'llaniladi. Masalan, qalqonsimon bez gormonlari yetishmovchiligi bo'lsa, tiroksin yoki triyodtironin buyuriladi; estrogen va progesteron yetishmasligi bo'lsa, gormonal terapiya belgilanadi. Buyrak usti bezlari bilan bog‘liq muammolarni davolashda kortizolni tartibga soluvchi dorilar ishlatiladi. Shu bilan birga, insulin yetishmovchiligi yoki glyukoza muvozanati buzilishida diabet dorilarini qo‘llash mumkin. Dorilar doimiy nazorat ostida qo‘llanilishi shart, chunki noto‘g‘ri dozalar muvozanatni yanada buzishi mumkin.

Gormonal muvozanatni tiklashda tabiiy usullar ham qo‘llaniladi. Fitoterapiya, o‘simlik ekstraktlari va adaptogenlar organizmning o‘zini tartibga solish qobiliyatini oshiradi. Masalan, ashwagandha va ginseng kortizol darajasini pasaytirishga yordam beradi, reproduktiv gormonlarni normallashtiradi va stressga chidamlilikni oshiradi. Shu bilan birga, kam kofein iste’moli va alkogoldan cheklanish ham endokrin tizimni qo‘llab-quvvatlaydi.

Gormonal muvozanatni tiklashda psixoterapiya va xulq-atvorni o‘zgartirish muhimdir. Surunkali stress va salbiy hissiy holatni bartaraf etish gormonlarning optimal sekretsiyasini ta’minlaydi. Masalan, kognitiv-behavior terapiya yordamida inson o‘z stress reaksiyalarini boshqarishni o‘rganadi, bu kortizol darajasini kamaytiradi va reproduktiv gormonlar faoliyatini normallashtiradi. Shu bilan birga, ijobiy ruhiy muhit, qo'llab-quvvatlovchi oila va do'stlar gormonal muvozanatni tiklashda katta rol o'ynaydi.

Gormonal muvozanatni tiklash va saqlash yoshga bog'liq xususiyatlarni ham hisobga olishi lozim. Masalan, menopauza davrida ayollarda estrogen yetishmovchiligi kuzatiladi, bu esa teri, suyak va yurak-qon tomir tizimiga ta'sir qiladi. Shu davrda maxsus gormonal terapiya va sog'lom turmush tarzi choralarini birlashtirish muhim. Erkaklarda esa testosteron darajasini saqlash mushak massasi, jismoniy faoliyat va ruhiy barqarorlik uchun zarurdir.

Xulosa qilib aytganda, gormonal muvozanatni tiklash va buzilishlarning oldini olish bir qator profilaktik, turmush tarzi, psixologik va tibbiy choralarni o'z ichiga oladi. Sog'lom ovqatlanish, muntazam jismoniy faoliyat, stressni boshqarish, uyquni tartibga solish, toksik moddalardan cheklanish, tabiiy va dorivor terapiyalar gormonal muvozanatni tiklashga yordam beradi. Shu tarzda inson organizmi o'z-o'zini tartibga soladi, surunkali kasalliklar xavfini kamaytiradi va hayot sifatini yaxshilaydi.

Gormonal muvozanatni saqlash inson salomatligi, energiyasi va ruhiy barqarorligi uchun muhimdir. U endokrin tizim, asab tizimi, metabolizm, immunitet va reproduktiv tizimning mukammal ishlashini ta’minlaydi. Shu bois har bir inson sog‘lom turmush tarzini olib borish, o‘z stressini boshqarish va zarur hollarda tibbiy nazoratdan o‘tish orqali gormonal muvozanatni saqlash imkoniga ega bo‘ladi.

XULOSA

Gormonlar inson organizmining sog'lom faoliyati va muvozanatli ishlashida markaziy ahamiyatga ega. Ular endokrin tizim orqali turli organ va tizimlar faoliyatini tartibga soladi, metabolizmni boshqaradi, immunitetni mustahkamlaydi va ruhiy barqarorlikni ta'minlaydi. Shu bois gormonlarning normal ishlab chiqarilishi va ularning muvozanati inson salomatligi uchun asosiy shart hisoblanadi. Endokrin tizim murakkab va ko'p qatlamli boshqaruv mexanizmlariga ega. Gipotalamus-gipofiz-o'rinbosar bezlar tizimi markaziy rolni o'ynaydi, nerv tizimi esa tezkor tartibga solish mexanizmlarini ta'minlaydi. Shuningdek, gormonlar o'zaro ta'sirlashish, sutkalik ritmga bo'ysunish va tashqi muhit omillariga javob berish orqali organizmning moslashuvchanligini oshiradi.

Gormonlarning asosiy vazifalarini tahlil qilish orqali ularning inson hayotidagi ahamiyatini anglash osonlashadi. Masalan, qalqonsimon bez gormonlari metabolizmni tezlashtiradi va organizm energiyasini optimal darajada ishlatishiga yordam beradi. Buyrak usti bezlari gormonlari stressga qarshi kurash, qon bosimini tartibga solish va immun tizimni qo'llab-quvvatlashda muhim rol o'ynaydi. Oshqozon osti bezining insulin va glyukagon gormonlari esa glyukoza muvozanatini saqlash va energiya almashinuvini tartibga soladi. Jinsiy bezlar gormonlari esa reproduktiv tizimni boshqaradi, jinsiy xususiyatlar rivojlanishini ta'minlaydi va ruhiy barqarorlikni qo'llab-quvvatlaydi. Shu bilan birga, stress gormonlari kortizol va adrenalin hayotiy vaziyatlarda tezkor moslashuvni ta'minlaydi.

Gormonlar sekretsiyasi murakkab mexanizmlar orqali tartibga solinadi. Salbiy va ijobiy teskari aloqa mexanizmlari gormonlar darajasini me'yorda ushlab turadi. Masalan, insulin va glyukagon qarama-qarshi ishlab, qonda glyukoza miqdorini boshqaradi. Tug'ruq jarayonida oksitotsin ijobiy teskari aloqa orqali bachadon qisqarishini kuchaytiradi. Pulsatsion sekretsiya va sirkadiyal ritmlar esa gormonlarning optimal vaqt va miqdorda ishlab chiqarilishini ta'minlaydi. Shu tarzda gormonlar sekretsiyasi nafaqat miqdor, balki chastota va vaqt jihatdan ham tartibga solinadi.

Gormonal muvozanatning buzilishi esa organizmda turli patologik holatlarni yuzaga keltiradi. Qalqonsimon bez, buyrak usti bezlari yoki oshqozon osti bezidagi buzilishlar metabolizm, immunitet va asab tizimining faoliyatini izdan chiqaradi. Reproduktiv gormonlarning muvozanati buzilganda ayollarda hayz sikli va menopauza alomatlari, erkaklarda esa testosteron yetishmasligi bilan bog'liq muammolar yuzaga keladi. Stress gormonlarining ortiqcha ishlab chiqarilishi surunkali stress, yurak-qon tomir kasalliklari va ruhiy tushkunlikka olib keladi. Shu sababli gormonal muvozanatni saqlash va tiklash inson hayoti va sog'lig'i uchun muhimdir.

Oldini olish va davolash choralarini ikki yo'nalishda ko'rib chiqish mumkin: profilaktik va tibbiy. Profilaktik choralar turmush tarzini sog'lomlashtirish, ovqatlanish va uyqu tartibini saqlash, jismoniy faoliyatni muntazam qilish va stressni boshqarishni o'z ichiga oladi. Masalan, balanslangan dieta, vitamin va minerallarga boy ovqatlar gormon ishlab chiqarilishini rag'batlantiradi. Muntazam jismoniy mashqlar insulin sezgirligini oshiradi, kortizol darajasini pasaytiradi va reproduktiv gormonlar faoliyatini qo'llab-quvvatlaydi.

Uyqu yetishmasligi va surunkali stress esa gormonal muvozanatni buzadigan asosiy omillar hisoblanadi. Shu sababli uyqu gigiyenasi va psixologik barqarorlikni saqlash gormonal tizimni qo'llab-quvvatlaydi. Meditatsiya, yoga, chuqur nafas olish, ijobiy hissiy holatni saqlash reproduktiv va stress gormonlari muvozanatini tiklashga yordam beradi. Shu bilan birga, toksik moddalardan cheklanish va alkogol hamda ortiqcha kofeinni kamaytirish endokrin tizimni qo'llab-quvvatlaydi.

Tibbiy nazorat va terapiya gormonal muvozanatni tiklashda katta rol o'ynaydi. Qalqonsimon bez, buyrak usti bezlari yoki oshqozon osti bezidagi buzilishlarda dorivor terapiya qo'llaniladi. Masalan, gipotiroidizmda tiroksin, estrogen yetishmasligida gormonal terapiya, diabetda insulin yoki boshqa dorilar ishlatiladi. Shu bilan birga, tabiiy usullar – fitoterapiya, adaptogenlar va o'simlik ekstraktlari ham gormonal muvozanatni tiklashda yordam beradi.

Gormonal muvozanatning saqlanishi insonning umumiy sog‘lig‘i, energiyasi, ruhiy barqarorligi va hayot sifatini bevosita belgilaydi. Endokrin tizim, metabolizm, immunitet, asab tizimi va reproduktiv tizimning mukammal ishlashi gormonlar orqali ta’minlanadi. Shu bois har bir inson sog‘lom turmush tarzini olib borishi, o‘z stressini boshqarishi, uyqu va ovqatlanishga e’tibor berishi va zarur hollarda tibbiy nazoratdan o‘tishi lozim.

Gormonal muvozanatni saqlash va tiklash inson salomatligi va hayotiy faoliyatning muhim qismidir. Endokrin tizim orqali gormonlar turli organ va tizimlar faoliyatini muvofiqlashtiradi, metabolizm, immunitet va ruhiy holatni tartibga soladi. Shu sababli gormonlar ishlab chiqarilishi va ularning o‘zaro muvozanati organizmning barqaror ishlashi uchun zarur.

Gormonal muvozanat buzilishi ko‘plab omillar bilan bog‘liq. Ichki omillar qatorida endokrin bezlar faoliyatining buzilishi, genetik predispozitsiyalar va gormon ishlab chiqaruvchi hujayralarning yetishmovchiligi mavjud. Tashqi omillar orasida stress, noto'g'ri ovqatlanish, toksik moddalarga ta'sir, jismoniy faollikning yetishmasligi yoki ortiqchaligi va uyquning yetishmasligi muhim rol o'ynaydi. Masalan, surunkali stress kortizol darajasini doimiy oshiradi, bu esa immun tizimni susaytiradi, yurak-qon tomir tizimini zo'riqtiradi va metabolizmni buzadi.

Gormonal muvozanat buzilishi ayollar va erkaklarda turlicha kechadi. Ayollarda estrogen va progesteron muvozanatining buzilishi hayz siklining o'zgarishi, menopauza alomatlari, teri va suyak muammolarini keltirib chiqaradi. Erkaklarda testosteron yetishmasligi mushak massasi va jismoniy kuchning pasayishi, ruhiy tushkunlik va jinsiy faoliyat buzilishiga olib keladi. Shu bois gormonal muvozanatni saqlash jinsiy, reproduktiv va umumiy sog'liq uchun muhimdir.

Gormonlar sekretsiyasi murakkab mexanizmlar orqali tartibga solinadi. Gipotalamus-gipofiz-o'rinbosar bezlar tizimi, teskari aloqa mexanizmlari, pulsatsion sekretsiya, sirkadiyal ritmlar va gormonlarning o'zaro ta'siri bu jarayonni mukammal qiladi. Masalan, insulin va glyukagon qarama-qarshi ta'sir orqali glyukoza darajasini boshqaradi. Tug'ruq jarayonida oksitotsin ijobiy teskari aloqa orqali bachadon qisqarishini kuchaytiradi. Pulsatsion sekretsiya va sirkadiyal ritmlar esa gormonlarning optimal vaqt va miqdorda ishlab chiqarilishini ta'minlaydi.

Gormonal muvozanatni saqlash va tiklashda turmush tarzi choralarining o'rni katta. Balanslangan ovqatlanish, jismoniy mashqlar, stressni boshqarish, uyqu gigiyenasi va toksik moddalardan uzoq turish organizmning gormonal tizimini qo'llab-quvvatlaydi. Masalan, muntazam jismoniy faoliyat kortizol darajasini pasaytiradi, insulin sezgirligini oshiradi va reproduktiv gormonlar faoliyatini rag'batlantiradi. Uyqu yetarli bo'lsa, o'sish gormoni va melatonin me'yorda ishlab chiqariladi. Meditatsiya va ijobiy ruhiy muhit kortizol va adrenalin darajasini normallashtiradi, ruhiy barqarorlikni oshiradi.

Tibbiy nazorat va terapiya gormonal muvozanatni tiklashning asosiy yo'llaridan biridir. Endokrin tizim bilan bog'liq kasalliklar aniqlanganda, dorivor terapiya orqali gormonlar darajasi normallashtiriladi. Masalan, gipotiroidizmda tiroksin, estrogen yetishmasligida gormonal terapiya, diabetda insulin yoki boshqa dorilar ishlatiladi. Shu bilan birga, tabiiy usullar – fitoterapiya va adaptogenlar gormonal tizimning optimal ishlashiga yordam beradi.

Psixoterapiya va xulq-atvorni o'zgartirish ham gormonal muvozanatni tiklashda muhimdir. Surunkali stressni kamaytirish, ijobiy hissiy holatni saqlash va ruhiy barqarorlikni oshirish reproduktiv va stress gormonlari muvozanatini normallashtiradi. Shu bilan birga, ijtimoiy qo'llab-quvvatlash va oilaviy muhit ham endokrin tizimning sog'lom faoliyatini ta'minlaydi.

Gormonal muvozanatni saqlash yoshga bog'liq xususiyatlarni hisobga olishi lozim. Menopauza davrida ayollarda estrogen yetishmasligi, erkaklarda esa testosteron darajasining pasayishi kuzatiladi. Shu davrlarda maxsus gormonal terapiya, sog'lom turmush tarzi choralarini birlashtirish muhim ahamiyatga ega.

Xulosa qilib aytganda, gormonal muvozanatni saqlash va tiklash organizmning barqaror ishlashi, surunkali kasalliklarning oldini olish, hayot sifatini oshirish va ruhiy barqarorlikni ta'minlash uchun zarurdir. Bu jarayon kompleks yondashuvni talab qiladi: sog'lom turmush tarzi, balanslangan ovqatlanish, muntazam jismoniy faoliyat, stressni boshqarish, uyquni tartibga solish, toksik moddalardan cheklanish, tabiiy va dorivor terapiyalar hamda psixologik qo'llab-quvvatlash. Shu choralar orqali inson organizmi gormonal muvozanatni saqlaydi, hayotiy faoliyatini optimal darajada amalga oshiradi va sog'ligini mustahkamlaydi.

GLOSSARY

1. **Endokrin tizim** – gormonlar ishlab chiqaradigan va ularni qon orqali organizm bo‘ylab tarqatadigan bezlar tizimi.
2. **Gormon** – organizmda ma’lum bir biologik jarayonlarni tartibga soluvchi kimyoviy modda.
3. **Sekretsiya** – gormon ishlab chiqarish va chiqarish jarayoni.
4. **Gipotalamus** – miyadagi endokrin tizim markazi, gormonlarni boshqaruvchi markaziy tuzilma.
5. **Gipofiz** – gipotalamus tomonidan boshqariladigan endokrin bez, turli bezlarni stimulyatsiya qiluvchi tropik gormonlarni chiqaradi.
6. **Tropik gormonlar** – boshqa endokrin bezlarni rag‘batlantiruvchi gormonlar.
7. **Qalqonsimon bez (Thyroid)** – metabolizm va energiya almashinuvi uchun gormonlar ishlab chiqaruvchi bez.
8. **Qalqonsimonoldi bezlari (Parathyroid)** – kaltsiy va fosfor muvozanatini tartibga soluvchi bezlar.

9. **Buyrak usti bezlari (Adrenal glands)** – stress gormonlari, kortizol va adrenalin ishlab chiqaruvchi bezlar.
10. **Oshqozon osti bezi (Pancreas)** – glyukoza muvozanati uchun insulin va glyukagon ishlab chiqaradi.
11. **Gonadlar** – jinsiy bezlar, erkaklarda – testis, ayollarda – tuxumdonlar.
12. **Estrogen** – ayollarda reproduktiv tizim va sekundar jinsiy xususiyatlarni boshqaruvchi gormon.
13. **Progesteron** – ayollarda homiladorlik va reproduktiv jarayonlarni tartibga soluvchi gormon.
14. **Testosteron** – erkaklarda jinsiy xususiyatlar va reproduktiv tizimni boshqaruvchi gormon.
15. **Oksitotsin** – tug'ruq jarayonida bachadon qisqarishini rag'batlantiruvchi gormon.
16. **Adrenalin** – stress yoki xavf holatida tezkor energiya va javobni ta'minlovchi gormon.
17. **Kortizol** – stress gormoni, metabolizm va immun tizimni tartibga soladi.
18. **Insulin** – qonda glyukoza miqdorini kamaytiruvchi gormon.
19. **Glyukagon** – qonda glyukoza miqdorini oshiruvchi gormon.

20. **Somatostatin** – insulin va glyukagon sekretsiyasini tormozlaydigan gormon.
21. **Melatonin** – uyqu va sirkadiyal ritmni tartibga soluvchi gormon.
22. **O‘sish gormoni (GH)** – organizm o‘sishi va metabolizmini rag‘batlantiruvchi gormon.
23. **Prolaktin** – sut ishlab chiqarishni rag‘batlantiruvchi gormon.
24. **Teskari aloqa (Feedback)** – gormon darajasini me’yorda saqlash mexanizmi, salbiy va ijobiy bo‘lishi mumkin.
25. **Pulsatsion sekretsiya** – gormonlar ajralishi pulslar tarzida yuz beradigan jarayon.
26. **Sirkadiyal ritm** – sutkalik biologik ritmlar va gormonlar chiqarilishi bilan bog‘liq tizim.
27. **Gipertiroidizm** – qalqonsimon bez gormonlarining ortiqcha ishlab chiqarilishi.
28. **Gipotiroidizm** – qalqonsimon bez gormonlarining yetishmasligi.
29. **Cushing sindromi** – kortizolning ortiqcha ishlab chiqarilishi natijasida yuzaga keladigan holat.
30. **Addison kasalligi** – buyrak usti bez gormonlarining yetishmasligi.
31. **Reproduktiv gormonlar** – jinsiy tizim faoliyatini boshqaruvchi gormonlar.

32. **Adaptogenlar** – organizmning stressga chidamliligini oshiruvchi tabiiy moddalar.
33. **Endorfinlar** – ruhiy barqarorlik va ijobiy hissiyotlarni oshiruvchi moddalar.
34. **Homeostaz** – organizm ichki muhitini barqaror saqlash holati.
35. **Metabolizm** – organizmda moddalar almashinuvi va energiya hosil bo‘lish jarayoni.

FOYDALANILGAN ADABIYOTLAR RO’YXATI

Kitoblar va monografiyalar

1. Guyton, A. C., & Hall, J. E. (2021). *Textbook of Medical Physiology* (14th ed.). Elsevier.
2. Tortora, G. J., & Derrickson, B. (2020). *Principles of Anatomy and Physiology* (16th ed.). Wiley.
3. Melmed, S., Polonsky, K. S., Larsen, P. R., & Kronenberg, H. (2022). *Williams Textbook of Endocrinology* (14th ed.). Elsevier.
4. Hall, J. E., & Guyton, A. C. (2016). *Guyton and Hall Physiology Review* (2nd ed.). Elsevier.
5. Berne, R. M., Levy, M. N., Koeppen, B. M., & Stanton, B. A. (2019). *Physiology* (7th ed.). Elsevier.
6. Larsen, P. R., Davies, T. F., & Hay, I. D. (2020). *Thyroid: Endocrinology,*

Physiology, and Pathophysiology. Lippincott Williams & Wilkins.

7. Kahn, C. R., Weir, G. C., King, G. L., Jacobson, A. M., Moses, A. G., & Smith, R. J. (2018). *Joslin's Diabetes Mellitus* (14th ed.). Wolters Kluwer.
8. Becker, K. L. (2018). *Principles and Practice of Endocrinology and Metabolism* (4th ed.). Lippincott Williams & Wilkins.
9. Jameson, J. L., & De Groot, L. J. (2015). *Endocrinology: Adult and Pediatric* (7th ed.). Elsevier.
10. Frohman, L. A., & Wondisford, F. E. (2017). *Pituitary Disorders: Diagnosis and Management*. Springer.

Ilmiy maqolalar va sharhlar

11. Chrousos, G. P. (2009). Stress and disorders of the stress system. *Nature Reviews Endocrinology*, 5(7), 374–381.
12. Rutter, M., & Sandi, C. (2011). Stress, coping, and development: Mechanisms and pathways. *Annual Review of Psychology*, 62, 243–271.

13. Muniyappa, R., & Sowers, J. R. (2013). Endocrine disorders and cardiovascular risk. *Endocrine Reviews*, 34(3), 307–332.
14. McEwen, B. S. (2008). Central effects of stress hormones in health and disease. *Neurobiology of Learning and Memory*, 90(2), 279–292.
15. Fliers, E., Unmehopa, U. A., & Alkemade, A. (2006). Functional neuroanatomy of thyroid hormone feedback in the human hypothalamus and pituitary. *Molecular and Cellular Endocrinology*, 251(1-2), 1–8.
16. Weickert, M. O., & Pfeiffer, A. F. (2006). Signaling mechanisms of insulin resistance in obesity. *Endocrine Reviews*, 27(6), 665–701.
17. Veldhuis, J. D., & Iranmanesh, A. (2000). Pulsatile hormone secretion: physiology and clinical significance. *Endocrine Reviews*, 21(5), 659–709.
18. Lovallo, W. R. (2015). Stress and health: Biological and psychological interactions. *Annual Review of Psychology*, 66, 703–725.
19. Steiner, R. A., & Silverman, A. J. (2012). Hypothalamic control of reproduction:

GnRH neurons. *Frontiers in Neuroendocrinology*, 33(2), 183–194.

20. Flegal, K. M., Kit, B. K., Orpana, H., & Graubard, B. I. (2013). Association of all-cause mortality with overweight and obesity. *JAMA*, 309(1), 71–82.

Internet manbalar va onlayn resurslar

21. National Institutes of Health (NIH). *Hormones and Endocrine System*. https://www.nih.gov
22. Mayo Clinic. *Endocrine System Overview*. https://www.mayoclinic.org
23. American Diabetes Association. *Hormones and Diabetes*. https://www.diabetes.org
24. Hormone Health Network. *Hormone Facts and Guides*. https://www.hormone.org
25. MedlinePlus. *Endocrine System Health Information*. https://medlineplus.gov
26. Endocrine Society. *Clinical Practice Guidelines*. https://www.endocrine.org
27. World Health Organization (WHO). *Diabetes and Hormonal Health*. https://www.who.int
28. Cleveland Clinic. *Adrenal and Thyroid Disorders*. https://my.clevelandclinic.org

29. Harvard Health Publishing. *Hormones and Aging*. https://www.health.harvard.edu
30. WebMD. *Hormone Imbalance Symptoms and Treatments*. https://www.webmd.com

Qo‘shimcha kitoblar va qo‘llanmalar

31. Hadley, M. E., & Levine, J. E. (2006). *Endocrinology* (6th ed.). Pearson.
32. Becker, K. L. (2016). *Principles and Practice of Endocrinology and Metabolism*. Lippincott Williams & Wilkins.
33. Melmed, S. (2015). *The Pituitary* (4th ed.). Academic Press.
34. Jameson, J. L. (2018). *Harrison's Endocrinology* (3rd ed.). McGraw-Hill.
35. Strauss, J. F., & Barbieri, R. L. (2013). *Yen & Jaffe's Reproductive Endocrinology* (8th ed.). Elsevier.

MUNDARIJA

KIRISH

1-mavzu. Gormonlar haqidagi umumiy tushuncha va endokrin tizimning tuzilishi

2-mavzu. Gormonlarning kimyoviy tuzilishi va klassifikatsiyasi

3-mavzu. Markaziy endokrin bezlar (gipofiz, gipotalamus) va ularning gormonlari

4-mavzu. Qalqonsimon va qalqonsimonoldi bezlari gormonlari: vazifalari va ahamiyati

5-mavzu. Buyrak usti bezlari gormonlari va ularning organizmdagi roli

6-mavzu. Oshqozon osti bezi gormonlari va modda almashinuvidagi ahamiyati

7-mavzu. Jinsiy bezlar gormonlari: erkak va ayol organizmidagi vazifalari

8-mavzu. Stress gormonlari va ularning fiziologik hamda psixologik ta'siri

9-mavzu. Gormonlar sekretsiyasi va ularni tartibga soluvchi mexanizmlar

10-mavzu. Gormonal muvozanat buzilishlari va ularning oldini olish yo'llari

XULOSA

GLOSSARY

FOYDALANILGAN ADABIYOTLAR RO'YXATI

9 789369 083367

Printed at Repro India Ltd.